Prise en charge et prévention de la diarrhée

Manuel pratique

Troisième édition

Organisation mondiale de la Santé
Genève
1994

1ere édition 1985
Réimpression 1985, 1986
2eme édition 1989
3eme édition 1994

On peut se procurer ce livre, édité également en anglais et en espagnol, auprès de l'OMS ou par l'intermédiaire des dépositaires habituels. Tout passage peut être reproduit ou traduit en d'autres langues dans un but non lucratif sans l'autorisation préalable de l'Organisation mondiale de la Santé sous réserve que deux exemplaires de la traduction lui soient adressés. L'Organisation mondiale de la Santé décline toute responsabilité quant à l'exactitude de telles traductions. Toutefois, si l'on envisageait de traduire l'ouvrage dans sa totalité, il conviendrait de s'assurer auprès du Bureau des Publications de l'OMS, 1211 Genève 27, Suisse, que la traduction n'existe pas déjà.

L'OMS sera toujours très heureuse de recevoir des commentaires sur cet ouvrage et sur son utilisation; ils doivent être adressés à

Lutte contre les Maladies Diarrhéiques,
Organisation mondiale de la Santé,
1211 Genève 27,
Suisse

Catalogage à la source: Bibliothèque de l'OMS

Prise en charge et prévention de la diarrhée: manuel pratique. — 3e éd.

1 Diarrhée — chez le nourrisson et l'enfant 2 Diarrhée — prévention & contrôle 3 Diarrhée — thérapeutique 4 Personnel paramédical — enseignement 5 Réhydratation

ISBN 92 4 254454 X   (Classification NLM: WS 312)

L'Organisation mondiale de la Santé est toujours heureuse de recevoir des demandes d'autorisation de reproduire ou de traduire ses publications, en partie ou intégralement. Les demandes à cet effet et les demandes de renseignements doivent être adressées au Bureau des Publications, Organisation mondiale de la Santé, Genève, Suisse, qui se fera un plaisir de fournir les renseignements les plus récents sur les changements apportés au texte, les nouvelles éditions prévues et les réimpressions et traductions déjà disponibles.

Imprimé en Suisse
93/9857 – Atar – 6000

Table des matières

Avant-propos

Cet opuscule est destiné aux agents de santé concernés par les problèmes de prévention et de prise en charge des diarrhées ainsi qu'aux chefs de service et aux instructeurs. Il s'agit d'une version révisée et actualisée de *Traitement et prévention des diarrhées aiguës. Manuel pratique* (Deuxième édition, Genève, Organisation mondiale de la Santé, 1989) Les directives se fondent sur le tableau intitulé *Prise en charge du diarrhéique* (dont des parties sont reproduites à l'annexe 1) et constituent l'élément technique de base du module intitulé *Prise en charge du diarrhéique (1992)* du *Cours de formation aux techniques de supervision* du Programme OMS de Lutte contre les Maladies diarrhéiques[1].

L'ouvrage comporte huit parties, dont chacune, à l'exception de la dernière, est suivie d'une liste des notions essentielles qu'un agent de santé doit connaître pour prendre en charge et prévenir les diarrhées aiguës. L'annexe 7 récapitule les 17 notions essentielles. L'annexe 1 contient les parties du tableau de la prise en charge du diarrhéique (ci-après dénommé Tableau de traitement de la diarrhée), qui en résument le principe. Ce tableau peut être adapté aux conditions locales et l'agent de santé doit pouvoir s'y reporter à tout moment.

Bien que cet ouvrage concerne surtout les enfants diarrhéiques, ses recommandations s'appliquent également aux adultes.

---

[1] Le *Cours de formation aux techniques de supervision* et le module distinct intitulé *Prise en charge du diarrhéique* peuvent être obtenus auprès du Programme de Lutte contre les Maladies diarrhéiques, Organisation mondiale de la Santé, 1211 Genève 27, Suisse

CHAPITRE 1
Comprendre le problème

Qu'est-ce que la diarrhée?

Le nombre de selles quotidiennes varie suivant le régime et l'âge du sujet. Pendant un épisode diarrhéique, les selles contiennent plus d'eau que d'habitude — on les qualifie de selles molles ou liquides Elles peuvent aussi contenir du sang et l'on parle alors de dysenterie

Les mères de famille savent généralement reconnaître que leur enfant a la diarrhée. Elles disent alors que les selles sentent mauvais ou que celles-ci sont émises bruyamment, en plus d'être molles et liquides. C'est en parlant avec les mères que l'on obtiendra souvent une ou plusieurs définitions locales de la diarrhée. Pour des raisons de commodité, on définit la diarrhée comme l'émission de 3 (ou plus) selles molles ou liquides en 24 heures.

Les enfants sont particulièrement sujets aux épisodes diarrhéiques entre 6 mois et 2 ans. Il en va de même pour les nourrissons de moins de 6 mois alimentés au lait de vache ou à qui l'on donne une préparation pour nourrisson.

L'émission fréquente de selles normales n'est pas une diarrhée

Les nourrissons allaités au sein ont souvent des selles pâteuses et fréquentes; il ne s'agit pas de diarrhées

Diarrhée aiguë et diarrhée persistante

En fonction de sa durée, la diarrhée est dite aiguë ou persistante Si elle dure moins de 2 semaines, il s'agit de diarrhée aiguë La diarrhée persistante est une forme de diarrhée qui dure pendant deux semaines ou plus

Pourquoi la diarrhée est-elle dangereuse?

La diarrhée peut entraîner la mort et la malnutrition.

La mort provoquée par une diarrhée aiguë est le plus souvent due à la perte d'une grande quantité d'eau et de sels par l'organisme Cette perte est appelée déshydratation La dysenterie est une autre cause importante de décès entraîné par des lésions intestinales, une infection générale et la malnutrition.

La diarrhée grave suivie de complications est plus fréquente chez les personnes qui souffrent de malnutrition La diarrhée peut aussi entraîner ou aggraver un état de malnutrition car

- l'organisme perd ses éléments nutritifs,
- les éléments nutritifs servent plus à réparer les tissus lésés qu'ils ne servent à la croissance,
- le malade peut perdre l'appétit;
- les mères de famille ont souvent la mauvaise habitude de ne pas alimenter leurs enfants lorsqu'ils souffrent de diarrhée, ou même plusieurs jours après que la diarrhée s'est améliorée.

Pour empêcher cette malnutrition, les enfants ayant la diarrhée doivent être alimentés dès qu'ils ont envie de manger, et bénéficier d'une alimentation complémentaire dès que la diarrhée a cessé.

Comment la diarrhée entraîne-t-elle la déshydratation?

Le corps puise normalement dans les aliments et dans les boissons l'eau et les sels dont il a besoin (apports ou ingesta). Il élimine normalement l'eau et les sels par les selles, l'urine, la sueur et la respiration (sorties ou excreta)

Lorsque l'intestin fonctionne bien, l'eau et les sels passent de l'intestin dans le sang. Lorsqu'il y a diarrhée, l'intestin ne travaille plus normalement et laisse passer moins de sels et d'eau dans le sang tandis que davantage d'eau et de sels passent dans l'intestin. Par conséquent, la quantité d'eau et de sels éliminée dans les selles est supérieure à la normale.

Cette perte supplémentaire de sels et d'eau peut entraîner la déshydratation, qui se produit lorsque la sortie d'eau et de sels est supérieure à l'entrée. Plus un patient émet de selles diarrhéiques et plus il perd d'eau et de sels. La déshydratation peut également se produire par suite de vomissements répétés qui accompagnent souvent les épisodes diarrhéiques.

La déshydratation se produit plus vite chez les nourrissons et les jeunes enfants, dans les climats chauds et secs, et lorsque le malade a de la fièvre.

Traitement de la diarrhée chez un enfant

Les points les plus importants sont les suivants:

- éviter si possible la déshydratation;
- traiter rapidement la déshydratation si elle se produit;
- alimenter l'enfant.

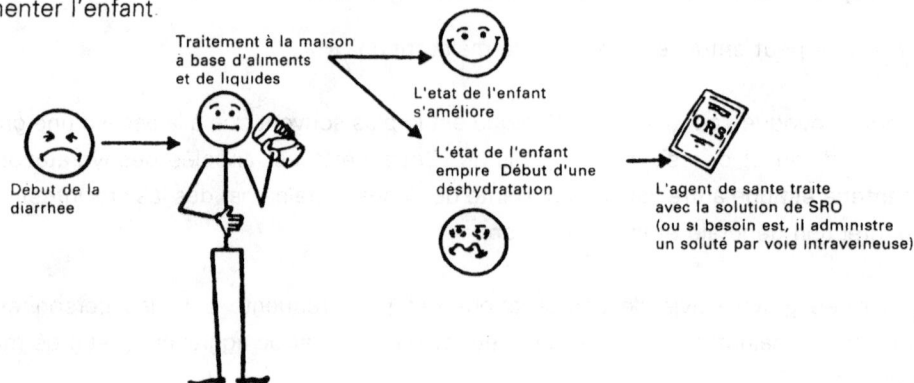

Traitement à la maison à base d'aliments et de liquides

L'état de l'enfant s'améliore

Début de la diarrhée

L'état de l'enfant empire Début d'une déshydratation

L'agent de santé traite avec la solution de SRO (ou si besoin est, il administre un soluté par voie intraveineuse)

Prévention de la déshydratation

On peut généralement prévenir la déshydratation à domicile en donnant à l'enfant plus de liquides dès que la diarrhée se produit. Il convient de donner à l'enfant l'une des boissons dont on dispose à la maison et qui soit recommandée localement pour le traitement de ce symptôme: solution de SRO, préparations liquides à base d'aliments (soupe, eau de riz ou yaourt liquide) et eau pure. Dans la mesure du possible, ces préparations devront contenir un peu de sel. La solution de SRO peut servir pour la prévention et le traitement de la déshydratation et doit donc être donnée suivant le plan de traitement A (voir à l'annexe 1 le tableau de traitement de la diarrhée). Si l'enfant a moins de 6 mois et qu'il ne mange pas encore d'aliments solides, on préférera une solution de SRO ou de l'eau à une préparation liquide à base d'aliments.

Traitement de la déshydratation

En cas de déshydratation, l'enfant doit être amené à un agent de santé communautaire ou dans un centre de santé pour y être soigné. Le meilleur traitement est alors la réhydratation orale à l'aide d'une solution de SRO. Cette solution peut être utilisée seule pour la réhydratation de 95% ou plus des sujets déshydratés. Ceux qui sont sévèrement déshydratés doivent d'abord être réhydratés par voie intraveineuse, mais il faut aussi leur donner une solution de SRO outre le soluté intraveineux dès qu'ils sont capables de boire. On utilisera la solution de SRO seule dès que les signes de déshydratation sévère auront disparu.

Alimentation

L'alimentation au cours de l'épisode diarrhéique apporte les éléments nutritionnels nécessaires à la croissance de l'enfant, et peut ainsi prévenir la perte de poids. Les liquides donnés pour prévenir ou traiter la déshydratation, comme la préparation liquide maison recommandée ou la solution de SRO, ne satisfont pas les besoins en nutriments. Il est essentiel de donner des repas fréquents contenant des quantités suffisantes d'aliments nutritifs.

Pour les enfants nourris au sein, augmenter la fréquence des tétées. Pour les autres enfants, donner le lait habituel. Aux enfants de 6 mois ou plus (ou qui mangent déjà des aliments solides), donner fréquemment de petites quantités d'aliments nourrissants et faciles à digérer. Lorsque l'épisode diarrhéique est terminé, un repas supplémentaire par jour pendant deux semaines aidera l'enfant à reprendre le poids qu'il aura perdu durant sa maladie.

Autres traitements

Il n'existe pas à l'heure actuelle de médicaments qui agissent avec efficacité et sans risque sur la diarrhée.

Les antibiotiques ne permettent pas de lutter efficacement contre les germes responsables des diarrhées. Ils sont rarement utiles et risquent même à la longue de rendre les gens encore plus malades. Utilisés à tort et à travers, ils peuvent accroître la résistance de nombreux germes pathogènes aux antibiotiques. En outre, les antibiotiques sont coûteux, ce qui entraîne un gaspillage d'argent. Par conséquent, il faut éviter d'utiliser systématiquement des antibiotiques. On trouvera au chapitre 6 et à l'annexe 6 l'usage qu'il convient d'en faire dans les cas de dysenterie et de choléra.

Antidiarrhéiques et antiémétiques ne doivent jamais être donnés aux enfants ni aux nourrissons. Il s'agit notamment des adsorbants (kaolin, attapulgite et charbon activé), des inhibiteurs de la motricité intestinale (codéine, teinture d'opium, diphénoxylate et lopéramide) et des antivomitifs (chlorpromazine et prométhazine). Aucun d'entre eux n'est utile pour traiter la diarrhée et certains peuvent même être dangereux, entraînant une paralysie intestinale ou une somnolence anormale, voire le décès, surtout chez le nourrisson, s'ils sont administrés sans précaution.

NOTIONS ESSENTIELLES: CHAPITRE 1

L'agent de santé devra savoir

- Définir la diarrhée et la dysenterie en fonction du contexte dans lequel il opère.
- Distinguer une diarrhée persistante d'un épisode de diarrhée aiguë.
- Expliquer en quoi la diarrhée et la dysenterie peuvent être dangereuses
- Expliquer comment la diarrhée peut causer une déshydratation.
- Décrire les aspects les plus importants du traitement des diarrhées et de la dysenterie

---

CHAPITRE 2
Traitement à domicile d'un enfant atteint de diarrhée

Apprendre aux membres de la famille à traiter à domicile un enfant atteint de diarrhée

La mère et d'autres membres de la famille peuvent facilement traiter un enfant qui souffre de diarrhée à l'aide des boissons et des aliments qu'ils ont sous la main. Les agents de santé peuvent aider les mères de famille en leur montrant ce qu'il faut faire

Il y a trois règles à suivre pour le traitement des diarrhées La mère (ou tout autre parent s'occupant de l'enfant) s'y conformera chaque fois que l'enfant aura la diarrhée. En résumé, ces règles sont

- d'augmenter les liquides;
- de donner à manger en abondance à l'enfant,
- d'amener l'enfant chez l'agent de santé si son état ne s'améliore pas

Ces trois règles sont exposées ci-dessous Elles figurent également dans le plan de traitement A (voir annexe 1) et à l'annexe 2.

Les mères d'enfants diarrhéiques s'intéresseront surtout aux moyens de soigner leur enfant à domicile. Pour leur donner des indications à ce sujet

- Choisir le moment opportun. Par exemple, si la mère d'un enfant atteint de diarrhée vient consulter, lui enseigner les moyens de *soigner* la diarrhée à domicile. On l'informera sur la prévention à un autre moment, lorsque l'enfant sera en bonne santé
- Se souvenir des croyances de la communauté en ce qui concerne la diarrhée et les moyens de la traiter. Donner des conseils en se référant aux pratiques usuelles et en utilisant une langue que la mère puisse comprendre.
- Montrer à la mère ce qu'il faut faire (par exemple, quelle quantité de liquide elle doit donner à son enfant après chaque selle).
- Utiliser des moyens pédagogiques familiers (par exemple, utiliser des récipients habituels pour montrer comment préparer la solution de SRO)
- Demander à la mère de vous montrer, sous votre surveillance, ce qu'elle a appris (par exemple, donner à boire à la cuillère). Elle le retiendra d'autant mieux. Vous verrez ainsi si elle a bien assimilé les connaissances et l'aiderez au besoin.
- Demander à la mère de vous dire, dans son langage, ce qu'elle a appris sans l'avoir pratiqué pour être sûr qu'elle s'en souviendra. (Par exemple, elle peut vous dire quels aliments elles donnera à son enfant et combien de fois.)
- Demander à la mère si elle a d'autres questions et essayer d'y répondre.
- Lui demander si elle a des difficultés à suivre les instructions Bien l'écouter et l'aider à trouver une solution à ses problèmes
- Dire à la mère ce qui va se passer (par exemple, combien de temps il faudra pour que son enfant se rétablisse)

Trois règles pour le traitement à domicile de la diarrhée

RÈGLE 1 FAIRE BOIRE À L'ENFANT PLUS DE LIQUIDES QUE D'HABITUDE

Quels liquides?

Donner des liquides maison recommandés. Il peut s'agir d'une solution de SRO, de préparations liquides à base d'aliments (soupe, eau de riz ou yaourt liquide) ou d'eau pure. Si l'enfant a moins de 6 mois et ne mange pas encore d'aliments solides, lui donner de la solution de SRO ou de l'eau plutôt qu'une préparation liquide à base d'aliments

Quelle quantité?

Donner davantage à boire à l'enfant dès le début de la diarrhée

Donner aux enfants de moins de 2 ans environ 50 à 100 ml (1/4 de grande tasse à 1/2 grande tasse) de liquide après chaque selle molle.

Donner aux enfants de 2 à 10 ans 100 à 200 ml (1/2 à 1 grande tasse) de liquide après chaque selle molle. Les enfants plus âgés et les adultes doivent boire à volonté

RÈGLE 2. CONTINUER À ALIMENTER L'ENFANT

Quels aliments?

Le lait maternel est ce qui convient le mieux aux tout jeunes nourrissons. Continuer à allaiter souvent l'enfant, si l'enfant n'est pas nourri au sein, lui donner le lait habituel.

Si l'enfant a 6 mois ou plus, ou mange déjà des aliments solides, lui donner des céréales ou un autre féculent, mélangé, si possible, avec des légumineuses, des légumes et de la viande ou du poisson Ajouter une ou deux cuillerées à café d'huile végétale à chaque portion pour la rendre plus énergétique L'huile de palme est particulièrement indiquée en raison de sa forte teneur en vitamine A Les jus de fruits frais et les bananes sont précieux parce qu'ils fournissent le potassium. (Les boissons sucrées du commerce sont déconseillées car elles peuvent aggraver la diarrhée)

Eviter

- Les aliments contenant beaucoup de fibres ou volumineux, tels que les fruits et légumes en gros morceaux, les peaux des fruits et de légumes, les céréales complètes, qui sont difficiles à digérer
- Les aliments et les boissons très sucrés, qui peuvent aggraver la diarrhée.

Quelle quantité de nourriture?

Encourager l'enfant à manger. Lui donner à manger toutes les 3 ou 4 heures (au moins 6 fois par jour) Des petits repas fréquents sont préférables parce qu'ils sont plus facilement digérés par l'enfant.

Lorsque la diarrhée a cessé, donnez à l'enfant un repas supplémentaire par jour pendant environ deux semaines, dans la plupart des cas, et pendant au moins un mois en cas de

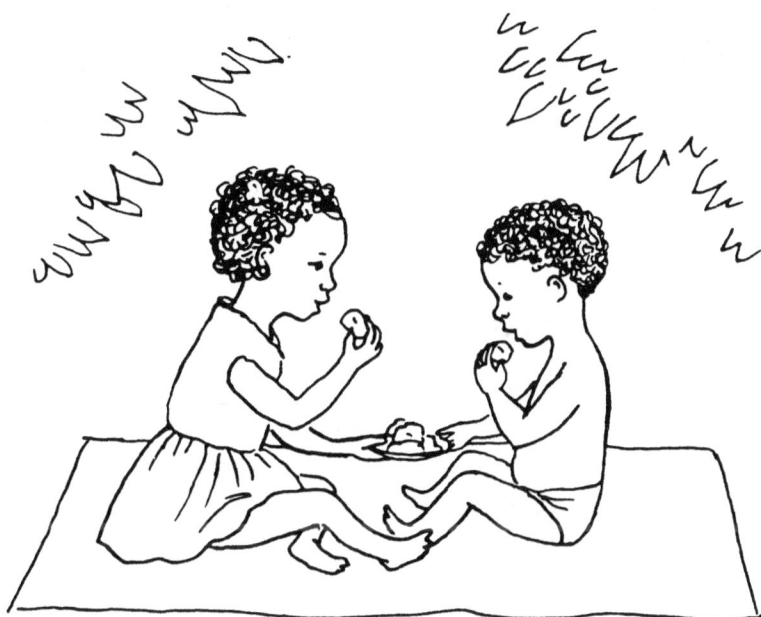

diarrhée persistante Les enfants malnutris continueront à avoir besoin de nourriture supplémentaire jusqu'au moment où ils auront atteint un poids normal pour leur taille.

Comment préparer les aliments?

Préparer les aliments en les cuisant bien, en les faisant fermenter, en les écrasant en purée ou en les pilant Ils seront plus faciles à digérer.

Donner des aliments qui viennent d'être préparés pour réduire les risques de contamination Si l'on doit donner des aliments préparés à l'avance, commencer par bien les faire réchauffer

Faire bouillir l'eau servant à préparer les boissons.

Pourquoi nourrir l'enfant?

Faire jeûner un enfant qui est atteint de diarrhée peut entraîner ou aggraver un état de malnutrition Il arrive que les mères ne donnent pas à manger à l'enfant, persuadées que cela arrêtera la diarrhée ou parce qu'on leur a donné ce conseil En réalité, les aliments n'aggravent **pas** la diarrhée Ils donnent à l'enfant les éléments nutritifs dont il a besoin pour conserver ses forces et pour grandir Un enfant robuste résistera mieux à la maladie

Même si l'absorption des éléments nutritifs des aliments est quelque peu réduite du fait de la diarrhée, la plupart de ces éléments seront assimilés. Les boissons données à l'enfant pour prévenir ou traiter une déshydratation ne sont pas assez énergétiques pour satisfaire les besoins de l'enfant

RÈGLE 3 EMMENER L'ENFANT À L'AGENT DE SANTÉ SI SON ÉTAT NE S'AMÉLIORE PAS

Amener l'enfant à l'agent de santé s'il ne va pas mieux au bout de 3 jours ou s'il présente l'un des symptômes suivants

- nombreuses selles liquides
- vomissements répétés
- soif intense
- manque d'appétit, absence de soif
- fièvre
- sang dans les selles

NOTIONS ESSENTIELLES: CHAPITRE 2

L'agent de santé devra expliquer aux membres de la famille les trois règles du traitement de la diarrhée à domicile: donner davantage à boire, donner beaucoup à manger, amener l'enfant à l'agent de santé si son état ne s'améliore pas.

CHAPITRE 3
Bilan par un agent de santé à la recherche d'une déshydratation et choix d'un plan de traitement

Détermination d'un cas de diarrhée

Lorsqu'une mère présente un enfant diarrhéique à un agent de santé, elle mentionne généralement la diarrhée lorsqu'elle indique ce dont le malade souffre. Toutefois l'agent de santé doit toujours demander si l'enfant a de la diarrhée, en particulier s'il est atteint d'une maladie qui s'accompagne fréquemment de diarrhée, comme la rougeole ou la pneumonie, ou s'il est sévèrement malnutri.

L'agent de santé doit par conséquent poser les questions suivantes:

- L'enfant émet-il des selles molles ou liquides?
- Emet-il des selles liquides et sanglantes?

Si la réponse à l'une ou l'autre de ces questions est OUI, l'agent de santé doit se reporter au tableau de traitement de la diarrhée pour faire le bilan de l'enfant et le soigner. Il convient d'abord de l'examiner à la recherche de signes de déshydratation.

Examen de l'enfant à la recherche de signes de déshydratation

Les signes que l'agent de santé doit rechercher sont indiqués ci-dessous ainsi que dans l'encadré intitulé «Rechercher les signes de déshydratation» (page 10) et à l'annexe 1. Reportez-vous à ce tableau pendant l'étude de ce chapitre.

Examinez

- Quel est l'état général de l'enfant? Est-il.
  — normal et éveillé?
  — agité ou irritable?
  — léthargique (anormalement somnolent), apathique ou inconscient?
- Ses yeux sont-ils normaux, enfoncés, ou très enfoncés et secs?
- L'enfant a-t-il des larmes lorsqu'il pleure?
- Sa bouche et sa langue sont-elles humides, sèches ou très sèches?
- Lorsqu'on lui offre à boire, l'enfant
  — boit-il normalement ou semble-t-il ne pas avoir soif?
  — boit-il avidement ou semble-t-il avoir soif?
  — boit-il à peine ou semble-t-il incapable de boire?

Palpez

- Lorsqu'on pince la peau de l'abdomen, le pli cutané ainsi formé s'efface-t-il rapidement, lentement ou très lentement (en plus de 2 secondes)?

D'ABORD, RECHERCHER LES SIGNES DE DÉSHYDRATATION

		A	B	C
1. OBSERVER	ETAT GENERAL	Normal, eveillé	* Agité, irritable *	* Léthargique ou inconscient ; apathique *
	YEUX	Normaux	Enfonces	Très enfoncés et secs
	LARMES	Présentes	Absentes	Absentes
	BOUCHE et LANGUE	Humides	Seches	Tres seches
	SOIF	Boit normalement, n'est pas assoiffé	* Assoiffé, boit avec avidité *	* Boit à peine ou est incapable de boire *
2. PALPER	PLI CUTANE	S'efface rapidement	* S'efface lentement *	* S'efface très lentement *
3. CONCLURE		Le malade n'a PAS DE SIGNES DE DESHYDRATATION	Si le malade a deux de ces signes, ou plus, dont au moins un *signe*, en conclure qu'il y a des SIGNES EVIDENTS DE DESHYDRATATION	Si le malade a deux de ces signes, ou plus, dont au moins un *signe*, en conclure qu'il y a DESHYDRATATION SEVERE
4. TRAITER		Appliquer le Plan de traitement A	Peser le malade si possible et appliquer le plan de traitement B	Peser le malade et appliquer le Plan de traitement C de TOUTE URGENCE

Remarque: Le pli cutané peut donner des informations trompeuses

— Chez le malade marastique et gravement malnutri, le pli cutané peut s'effacer lentement, même si le malade n'est pas déshydraté

— Chez l'obèse ou l'œdémateux souffrant de kwashiorkor, le pli cutané peut s'effacer rapidement même si le malade est déshydraté

Choix du plan de traitement

Après avoir examiné l'enfant, il faut décider du plan de traitement à lui appliquer.

● Rassemblez les conclusions auxquelles vous êtes arrivé après l'examen de l'enfant, et reportez-vous à l'encadré *D'abord, rechercher les signes de déshydratation.*

Notez que certains **signes clés** sont imprimés en caractères gras et encadrés d'astérisques (*). L'expérience a montré que les enfants déshydratés présentent généralement ces signes-là. Ce sont également les signes que les agents de santé peuvent le plus facilement déceler. Il faut donc accorder une attention particulière à ces signes clés pour apprécier le degré de déshydratation du malade.

● Déterminez le degré de déshydratation:

— Regardez d'abord la colonne C. Si vous trouvez au moins deux signes indiqués dans cette colonne, **dont au moins un signe clé,** concluez que le patient présente une **déshydratation sévère.**

— Si le patient ne souffre pas de déshydratation grave, passez à la colonne B. Si vous trouvez au moins deux signes indiqués dans cette colonne, **dont au moins un signe clé,** concluez que le malade présente des **signes évidents de déshydratation.**

— S'il ne présente pas de signes évidents de déshydratation, concluez que le malade **n'est pas déshydraté**

● Choisissez le plan de traitement approprié d'après le degré de déshydratation. Ces plans de traitement figurent sur le tableau de traitement de la diarrhée (annexe 1).

En cas de **déshydratation sévère**, choisissez le plan C — *Pour traiter rapidement la déshydratation sévère*. Pesez le malade pour déterminer la quantité voulue de liquide a injecter par voie intraveineuse.

En cas de **signes évidents de déshydratation**, choisissez le plan B — *Pour traiter la déshydratation*. Pesez le malade si cela est possible, mais ne retardez pas le traitement si vous ne disposez pas de balance.

S'il n'y a **aucun signe de déshydratation**, choisissez le plan A — *Pour traiter la diarrhée à domicile*.

On trouvera à la page 12 un exemple illustrant la manière dont un agent de santé a choisi le plan de traitement applicable à un enfant atteint de diarrhée.

NOTIONS ESSENTIELLES: CHAPITRE 3

A l'aide de l'encadré *Rechercher les signes de déshydratation*, l'agent de santé doit être capable:

● d'examiner et de palper à la recherche de signes de déshydratation;
● de choisir le plan de traitement approprié.

Exemple de bilan

Une mère amène son fils de 4 mois, Tomi, à un agent de santé parce qu'il souffre de diarrhée depuis plusieurs jours et que son état ne s'améliore pas. L'agent de santé examine et palpe l'enfant à la recherche de signes de déshydratation. Les conclusions auxquelles il aboutit sont entourées dans l'encadré ci-dessous intitulé *D'abord, rechercher les signes de déshydratation.*

Tomi ne présente pas de signes relevant de la colonne C, il n'est donc pas gravement déshydraté. En revanche, deux signes sont entourés dans la colonne B: yeux enfoncés et soif. L'un d'entre eux étant un signe clé, l'agent de santé en conclut que Tomi présente des signes évidents de déshydratation: il faut donc lui appliquer le plan de traitement B.

D'ABORD, RECHERCHER LES SIGNES DE DÉSHYDRATATION

		A	B	C
1. OBSERVER :	ETAT GENERAL	Normal, éveillé	* Agité, irritable *	* Léthargique ou inconscient , apathique *
	YEUX	Normaux	Enfoncés	Très enfoncés et secs
	LARMES	Présentes	Absentes	Absentes
	BOUCHE et LANGUE	Humides	Sèches	Très sèches
	SOIF	Boit normalement, n'est pas assoiffé	* Assoiffé, boit avec avidité *	* Boit à peine ou est incapable de boire *
2. PALPER :	PLI CUTANÉ	S'efface rapidement	* S'efface lentement *	* S'efface très lentement *
3. CONCLURE :		Le malade n'a PAS DE SIGNES DE DÉSHYDRATATION	Si le malade a deux de ces signes, ou plus, dont au moins un *signe*, en conclure qu'il y a des SIGNES EVIDENTS DE DESHYDRATATION	Si le malade a deux de ces signes, ou plus, dont au moins un *signe*, en conclure qu'il y a DESHYDRATATION SEVERE
4. TRAITER :		Appliquer le Plan de traitement A	Peser le malade si possible et appliquer le plan de traitement B	Peser le malade et appliquer le Plan de traitement C de TOUTE URGENCE

CHAPITRE 4
Recherche d'autres problèmes

Outre qu'il doit déterminer si le malade est déshydraté ou non, et à quel degré, l'agent de santé doit **demander** s'il y a d'autres affections comme la dysenterie ou la malnutrition grave, et en **rechercher** les signes. L'encadré du tableau de traitement de la diarrhée intitulé *Puis, les signes d'autres problèmes*, reproduit à la page 14 et à l'annexe 1, indique ce qu'il faut demander et rechercher, ainsi que la manière de traiter ou de faire traiter d'autres problèmes.

Demander

Présence de sang dans les selles. Elle indique que le malade souffre de dysenterie, qu'il faut soigner avec un antibiotique comme il est indiqué à l'annexe 6.

Durée de la diarrhée. Si l'épisode dure depuis au moins deux semaines, il s'agit d'une diarrhée persistante qu'il faut traiter comme il est indiqué dans l'encadré

Rechercher

Les signes de malnutrition sévère. Si l'enfant a l'air émacié (il paraît n'avoir que la peau sur les os), il est atteint d'une forme grave de marasme. S'il présente un œdème généralisé du corps et que ses cheveux sont fins et épars, l'enfant souffre de kwashiorkor Les enfants atteints de l'une ou l'autre de ces formes de malnutrition sévère doivent être envoyés dans un service hospitalier où ils seront pris en charge sur le plan nutritionnel.

D'une manière générale, vous saurez si un enfant est sévèrement malnutri rien qu'en observant ces signes Toutefois, en cas de doute et pour apprécier le degré de malnutrition, vous pouvez aussi mesurer le tour de bras de l'enfant (mesure du périmètre brachial) en suivant les indications données à l'annexe 3.

Demander si l'enfant a de la fièvre et prendre sa température

Demander à la mère si l'enfant a eu de la fièvre (s'il avait anormalement chaud) au cours des 5 derniers jours. En cas de fièvre, il importe de connaître l'âge de l'enfant. On traitera différemment le malade selon qu'il a plus ou moins de deux mois (voir le tableau de traitement de la diarrhée).

NOTIONS ESSENTIELLES: CHAPITRE 4

L'agent de santé doit être capable de vérifier s'il y a d'autres problèmes que la déshydratation, par exemple la dysenterie, la diarrhée persistante ou la malnutrition sévère.

PUIS, LES SIGNES D'AUTRES PROBLÈMES

DEMANDER S'IL Y A DU SANG DANS LES SELLES :	**S'IL Y A DU SANG DANS LES SELLES :**
	
	• Administrer pendant 5 jours un antibiotique oral recommandé pour le traitement de la dysenterie à **Shigella** dans la région.
	
	• Apprendre à la mère à nourrir son enfant comme indiqué dans le Plan A.
	
	• Revoir l'enfant au bout de 2 jours :
	  — s'il a moins d'un an
	  — s'il était déshydraté au départ
	  — s'il a encore du sang dans les selles
	  — s'il ne va pas mieux
	
	• Si les selles sont encore sanglantes au bout de 2 jours, passer à un deuxième antibiotique oral recommandé pour le traitement de la dysenterie à **Shigella** dans la région. L'administrer pendant 5 jours.

DEMANDER QUAND LE PRÉSENT ÉPISODE DE DIARRHÉE A COMMENCÉ	**SI L'ÉPISODE DURE DEPUIS AU MOINS 2 SEMAINES :**
	
	• Envoyer l'enfant à l'hôpital :
	  — s'il a moins de 6 mois ;
	  — s'il est déshydraté (envoyer l'enfant après traitement de la déshydratation).
	
	• Sinon, apprendre à la mère à nourrir son enfant comme indiqué dans le Plan A, avec toutefois les modifications suivantes :
	  — ne donner que la moitié de la quantité habituelle de lait ou le remplacer par un laitage fermenté tel que du yaourt ;
	  — assurer à l'enfant un apport énergétique suffisant en lui offrant 6 repas par jour composés de céréales épaisses additionnées d'huile, mélangées à des légumes, des légumineuses, de la viande ou du poisson.
	
	• Dire à la mère de ramener son enfant au bout de 5 jours :
	  — si la diarrhée n'a pas cessé, envoyer l'enfant à l'hôpital ;
	  — si la diarrhée a cessé, dire à la mère de :
	    — continuer à donner les mêmes types d'aliments pour l'alimentation normale de l'enfant ;
	    — au bout d'une semaine, réintroduire progressivement le lait animal habituel ;
	    — donner un repas supplémentaire par jour à l'enfant pendant au moins 1 mois.

RECHERCHER LES SIGNES DE MALNUTRITION SÉVÈRE	**SI L'ENFANT PRÉSENTE UNE MALNUTRITION SÉVÈRE** • Ne pas essayer de le réhydrater : l'envoyer à l'hôpital pour y être traité. • Donner à la mère de la solution de SRO et lui montrer comment l'administrer à raison de 5 ml/kg par heure pendant le transport à l'hôpital.

DEMANDER SI L'ENFANT A EU DE LA FIÈVRE ET PRENDRE SA TEMPÉRATURE	**SI L'ENFANT A MOINS DE 2 MOIS :** • Le réhydrater de manière appropriée. Ensuite, s'il a de la fièvre (38°C ou plus), l'envoyer à l'hôpital. Ne pas donner de paracétamol ni d'antipaludique. **SI L'ENFANT A 2 MOIS OU PLUS :** • Si la température est égale ou supérieure à 39°C, administrer du paracétamol. • S'il y a des cas de paludisme à falciparum dans la région et si l'enfant a de la fièvre (38°C ou plus) ou en a eu au cours des 5 derniers jours, lui administrer un antipaludique (ou le traiter selon les recommandations du programme antipaludique local).

Exemple de bilan

Une mère amène sa fille âgée de 3 ans, Rania, au centre de santé car elle a la diarrhée. L'agent de santé examine et palpe l'enfant à la recherche de signes de déshydratation Il entoure d'un cercle, dans l'encadré *D'abord, rechercher les signes de déshydratation*, les résultats de son examen

Rania ne présentant aucun signe de la colonne C et un seul signe de la colonne B, l'agent de santé en conclut qu'elle **n'a pas de signes de déshydratation** et décide d'appliquer le plan de traitement A pour éviter qu'elle ne se déshydrate.

L'agent de santé pose également des questions et observe l'enfant pour voir si elle n'a pas de signes d'autres problèmes. Il apprend que Rania a eu du sang dans les selles et que sa diarrhée a commencé il y a environ 5 jours. Rania semble bien nourrie. Elle a une légère fièvre (38°).

Rania ayant du sang dans les selles, l'agent de santé pense à une dysenterie et donne à la mère un antibiotique approprié à administrer à l'enfant (il s'agit du sulfaméthoxazole-triméthoprime), médicament auquel on sait que la plupart des Shigella de cette région sont sensibles). Comme il n'y a pas de cas connus de paludisme dans la région, il ne donne pas d'antipaludique à Rania. Il suppose que la fièvre est due à la dysenterie, car aucune autre cause n'a été mise en évidence

D'ABORD, RECHERCHER LES SIGNES DE DÉSHYDRATATION

		A	B	C
1. OBSERVER :	ETAT GENERAL	Normal, éveillé	* Agité, irritable *	* Léthargique ou inconscient ; apathique *
	YEUX	Normaux	Enfoncés	Très enfoncés et secs
	LARMES	Présentes	Absentes	Absentes
	BOUCHE et LANGUE	Humides	Sèches	Très sèches
	SOIF	Boit normalement, n'est pas assoiffé	* Assoiffé, boit avec avidité *	* Boit à peine ou est incapable de boire *
2. PALPER	PLI CUTANE	S'efface rapidement	* S'efface lentement *	* S'efface très lentement *
3. CONCLURE :		Le malade n'a PAS DE SIGNES DE DÉSHYDRATATION	Si le malade a deux de ces signes, ou plus, dont au moins un *signe*, en conclure qu'il y a des SIGNES ÉVIDENTS DE DÉSHYDRATATION	Si le malade a deux de ces signes, ou plus, dont au moins un *signe*, en conclure qu'il y a DÉSHYDRATATION SÉVÈRE
4. TRAITER :		Appliquer le Plan de traitement A	Peser le malade si possible et appliquer le plan de traitement B	Peser le malade et appliquer le Plan de traitement C de TOUTE URGENCE

CHAPITRE 5
Traitement par un agent de santé de l'enfant déshydraté

La déshydratation se traite par l'administration d'une solution de sels de réhydratation orale (SRO). Tout agent de santé doit être capable de préparer une solution de SRO avec de l'eau et des sels de réhydratation orale.

Composition de la solution de réhydratation orale (SRO)

Les SRO se présentent souvent sous forme de sachets contenant les ingrédients suivants.

Ingrédients	Quantité (en grammes)
Glucose (une forme de sucre)	20,0 g
Chlorure de sodium (sel ordinaire)	3,5 g
Citrate trisodique dihydraté	2,9 g
ou bicarbonate de soude	2,5 g
Chlorure de potassium	1,5 g

Les sachets contenant ces ingrédients dans les proportions indiquées sont prévus pour être dilués dans un litre d'eau de boisson.

Remarque: Certains sachets de SRO sont préparés pour de plus petits volumes d'eau; ils contiennent les mêmes ingrédients, en plus petites quantités. Il est essentiel que la quantité d'eau exacte soit utilisée pour diluer un sachet. Si l'on n'utilise pas assez d'eau, la solution sera trop concentrée et pourra être dangereuse. Si l'on met trop d'eau, la solution sera trop diluée et ne sera peut-être pas aussi efficace.

Lorsque l'on ne dispose pas de sachets de SRO, on peut préparer une solution de réhydratation orale en suivant les instructions données à l'annexe 4 (page 4).

Préparation d'une solution de SRO

Lavez-vous les mains au savon et à l'eau.

Versez dans un récipient propre tout le contenu d'un sachet. Utilisez n'importe quel récipient, par exemple un bocal, un bol ou une bouteille.

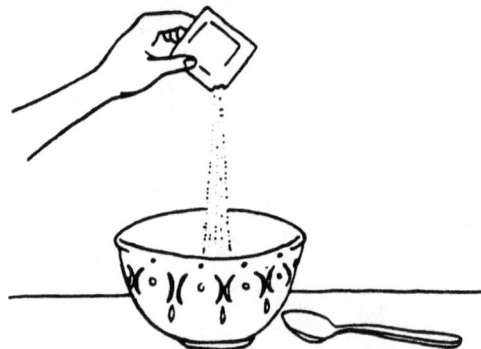

Mesurer 1 litre d'eau propre (ou la quantité d'eau correspondant au sachet utilisé). Il est préférable de faire bouillir et refroidir l'eau, mais si c'est impossible, utilisez l'eau de boisson la plus propre que vous ayez.

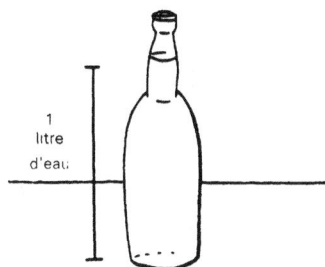

Versez l'eau dans le récipient. Mélangez bien avec une cuillère propre pour dissoudre complètement la poudre.

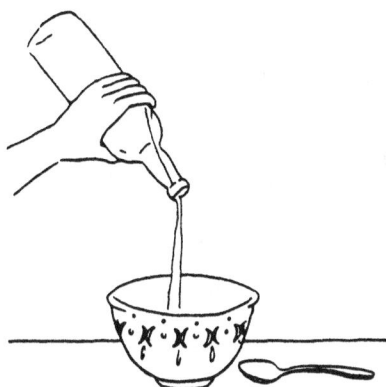

Goûtez la solution afin d'en connaître la saveur.

Préparez chaque jour une nouvelle solution de SRO dans un récipient propre. Gardez le récipient couvert. La solution peut être conservée et utilisée pendant une journée (24 heures). Jetez toute solution datant de la veille.

Application du plan de traitement approprié

En se basant sur l'évaluation du degré de déshydratation de l'enfant, l'agent de santé choisira l'un des plans de traitement suivants:

- Plan de traitement C — *Pour traiter rapidement la déshydratation sévère* (Voir aussi l'annexe 5)
- Plan de traitement B — *Pour traiter la déshydratation*
- Plan de traitement A — *Pour traiter la diarrhée à domicile*

Tous les agents de santé n'ont peut-être pas les connaissances ou le matériel nécessaires pour exécuter l'ensemble des étapes des plans B et C. Le supérieur ou l'instructeur doit déterminer ce qui peut être fait par l'agent de santé dans la communauté, et ce qu'il ne peut faire que dans un centre de santé. Il doit donc assurer à chacun de ses agents de santé la formation et le matériel indispensables à l'exécution d'un traitement correct.

L'agent de santé se conformera au plan de traitement retenu. Il sera amené à traiter toute autre affection qu'il aura identifiée. Dans tous les cas, l'agent de santé devra commencer par féliciter la mère d'avoir amené son enfant pour le faire soigner.

Beaucoup de mères s'attendent à ce qu'on leur donne un médicament pour enrayer la diarrhée. En fait, c'est la déshydratation qui est la cause principale de décès. Il est indispensable de prendre le temps d'expliquer à la mère que le plus important est de

17

traiter la déshydratation en remplaçant les pertes de liquides et en continuant de nourrir l'enfant. Leur dire aussi que les antidiarrhéiques ne font pas cesser la diarrhée et sont inutiles, voire dangereux. Quant aux SRO, ils n'enrayent pas la diarrhée mais aideront l'enfant à garder des forces jusqu'à ce que la diarrhée prenne fin quelques jours plus tard.

Dans les cas de dysenterie et les cas suspects de choléra gravement déshydratés, l'administration d'antibiotiques s'impose (voir annexe 6). Dans tous les autres cas, cependant, l'administration de ces médicaments n'est d'aucune utilité: la diarrhée prend fin sans traitement particulier.

Avant de laisser partir les mères, il faudra leur enseigner les trois règles du traitement de la diarrhée à domicile (figurant pages 6 à 8 et dans le plan de traitement A). Même pour les enfants traités dans un centre de santé selon les plans de traitement B ou C, il faut appliquer le plan de traitement A dès que leur état s'améliore.

Bien noter que

Tous les enfants souffrant de diarrhée seront traités selon le plan de traitement A c'est-à-dire:
- les enfants qui ne présentent pas de signes de déshydratation, et
- les enfants préalablement traités pour une déshydratation et dont l'état s'est amélioré.

Se rappeler qu'il est important d'administrer la solution de SRO par petites quantités et de manière régulière (une cuillère à café toutes les 1 à 2 minutes), et que 4 heures après la prise de la solution de SRO, l'état des enfants s'améliore généralement suffisamment pour qu'ils puissent être soignés selon le plan de traitement A.

Si un enfant vomit alors qu'on lui fait prendre de la solution de SRO, il faut attendre 10 minutes puis poursuivre l'administration de la solution, mais plus lentement, soit environ 1 cuillerée à café toutes les 2 à 3 minutes. Certains enfants veulent la boire trop rapidement, ce qui peut provoquer des vomissements.

PLAN DE TRAITEMENT A POUR TRAITER LA DIARRHÉE À DOMICILE

UTILISER CE PLAN POUR APPRENDRE À LA MÈRE A :

- Continuer à traiter à domicile le présent épisode diarrhéique de son enfant
- Commencer rapidement le traitement lors de futurs épisodes diarrhéiques.

EXPLIQUER LES TROIS RÈGLES DU TRAITEMENT DE LA DIARRHÉE À DOMICILE

1. FAIRE BOIRE À L'ENFANT PLUS DE LIQUIDES QUE D'HABITUDE POUR PRÉVENIR LA DÉSHYDRATATION :

- Donner des liquides maison recommandés. Il peut s'agir d'une solution de SRO, de préparations liquides à base d'aliments (soupe, eau de riz ou yaourt liquide, par exemple) ou d'eau pure. Donner de la solution de SRO aux enfants dont le cas correspond au cas décrit dans l'encadré ci-après.
  (Note : Si l'enfant a moins de 6 mois et ne mange pas encore d'aliments solides, lui donner de la solution de SRO ou de l'eau plutôt qu'une préparation à base d'aliments.)
- Donner à boire à l'enfant autant qu'il en a envie. Prendre comme guide les quantités indiquées ci-après pour les SRO.
- Continuer à lui donner ces boissons jusqu'à ce que la diarrhée cesse.

2. DONNER À MANGER EN ABONDANCE À L'ENFANT POUR PRÉVENIR LA MALNUTRITION :

- Continuer à lui donner le sein fréquemment
- Si l'enfant n'est pas nourri au sein, lui donner le lait habituel
- Si l'enfant a 6 mois ou plus, ou prend déjà des aliments solides :
  - Lui donner aussi des céréales ou des féculents, mélangés si possible avec des légumineuses, des légumes et de la viande ou du poisson. Ajouter une ou deux cuillerées à café d'huile végétale à chaque portion.
  - Lui donner du jus de fruits frais ou des bananes écrasées qui apportent du potassium
  - Lui donner des aliments fraîchement préparés, bien cuits et écrasés en purée
  - Encourager l'enfant à manger : lui donner à manger au moins 6 fois par jour
  - Continuer à lui donner ces mêmes types d'aliments une fois que la diarrhée a cessé et lui donner un repas supplémentaire par jour pendant 2 semaines.

3. AMENER L'ENFANT À L'AGENT DE SANTÉ S'IL NE VA PAS MIEUX DANS LES 3 JOURS OU S'IL A UN DES SYMPTÔMES SUIVANTS :

- Nombreuses selles liquides
- Vomissements répétés
- Soif prononcée
- Manque d'appétit, absence de soif
- Fièvre
- Sang dans les selles

ADMINISTRER DE LA SOLUTION DE SRO À L'ENFANT À DOMICILE SI :

- *Le Plan de traitement B ou C lui a déjà été appliqué*
- *On ne peut le ramener à l'agent de santé si la diarrhée s'aggrave*
- *Les autorités sanitaires nationales ont adopté pour principe de donner des SRO à tous les enfants amenés à un agent pour une diarrhée.*

SI L'ENFANT DOIT RECECOIR DES SRO À DOMICILE, IL FAUT MONTRER À LA MÈRE QUELLE QUANTITÉ ADMINISTRER APRÈS CHAQUE SELLE MOLLE ET LUI DONNER ASSEZ DE SACHETS DE SRO POUR 2 JOURS :

Age	Quantité de SRO à donner après chaque selle molle	Quantité de SRO à fournir pour le traitement à domicile
Moins de 24 mois	50-100 ml	500 ml/jour
2 à 10 ans	100-200 ml	1000 ml/jour
10 ans ou plus	Autant qu'il en voudra	2000 ml/jour

- Décrire et montrer, en se servant d'une mesure locale, la quantité à donner après chaque selle.

MONTRER À LA MERE COMMENT PRÉPARER LA SOLUTION DE SRO

LUI MONTRER COMMENT L'ADMINISTRER

- Donner une cuillerée à café de solution toutes les 1 à 2 minutes aux enfants de moins de 2 ans.
- Donner fréquemment à boire dans une tasse aux enfants plus âgés
- Si l'enfant vomit, attendre 10 minutes. Puis lui donner la solution plus lentement (par exemple, une cuillerée toutes les 2 à 3 minutes)
- Si la diarrhée continue une fois les sachets de SRO finis, donner à l'enfant d'autres liquides comme ceux qui sont décrits dans la première règle du traitement à domicile ou revenir chercher d'autres sachets de SRO

PLAN DE TRAITEMENT B POUR TRAITER LA DÉSHYDRATATION

QUANTITÉ APPROXIMATIVE DE SOLUTION DE SRO À ADMINISTRER AU COURS DES 4 PREMIÈRES HEURES :

Age*	Moins de 4 mois	4-11 mois	12-23 mois	2-4 ans	5-14 ans	15 ans ou plus
Poids	Moins de 5 kg	5-7,9 kg	8-10,9 kg	11-15,9 kg	16-29,9 kg	30 kg ou plus
En ml	200-400	400-600	600-800	800-1200	1200-2200	2200-4000
En mesure locale						

* Ne se baser sur l'âge du malade que si l'on ne connaît pas son poids. La quantité approximative de SRO nécessaire (en ml) peut aussi être calculée en multipliant le poids du malade (en kg) par 75.

- Si l'enfant veut boire plus de SRO, lui en donner plus.
- Encourager la mère à continuer à allaiter son enfant.
- Dans le cas d'enfants de moins de 6 mois qui ne sont pas nourris au sein, donner également 100-200 ml d'eau propre pendant cette période.

OBSERVER SOIGNEUSEMENT L'ENFANT ET AIDER LA MÈRE À LUI ADMINISTRER LA SOLUTION DE SRO :

- Lui montrer quelle quantité de solution donner à l'enfant.
- Lui montrer comment la donner — une cuillerée à café toutes les 1 à 2 minutes à l'enfant de moins de 2 ans ; de fréquentes gorgées à la tasse à l'enfant plus âgé.
- Vérifier de temps en temps qu'il n'y a pas de problème.
- Si l'enfant vomit, attendre 10 minutes puis continuer à administrer les SRO, mais plus lentement, par exemple une cuillerée toutes les 2 à 3 minutes.
- Si les paupières de l'enfant sont gonflées, cesser de donner des SRO et donner de l'eau pure ou du lait maternel. Donner des SRO comme indiqué dans le Plan A une fois que le gonflement a disparu.

AU BOUT DE 4 HEURES, RÉEXAMINER L'ENFANT EN UTILISANT LE TABLEAU DES SIGNES DE DÉSHYDRATATION, PUIS CHOISIR LE PLAN DE TRAITEMENT APPROPRIÉ (A, B, C).

- S'il n'y a **pas de signes de déshydratation**, appliquer le Plan A. Une fois la déshydratation corrigée, l'enfant urine généralement et peut aussi être fatigué et s'endormir.
- S'il y a encore des **signes évidents de déshydratation**, répéter le Plan B mais en commençant à offrir à l'enfant des aliments, du lait et des jus de fruits comme indiqué dans le Plan A.
- Si les signes d'une **déshydratation sévère** sont apparus, appliquer le Plan C.

SI LA MÈRE DOIT REPARTIR AVANT LA FIN DU PLAN DE TRAITEMENT B :

- Lui montrer la quantité de solution de SRO à administrer pour terminer le traitement de 4 heures à domicile.
- Lui donner assez de sachets de SRO pour terminer le traitement de réhydratation et pour continuer à administrer des SRO à l'enfant pendant encore 2 jours comme indiqué dans le Plan A.
- Lui montrer comment préparer la solution.
- Lui expliquer les trois règles du Plan A pour le traitement de son enfant à domicile :
  — donner des SRO ou d'autres liquides jusqu'à ce que la diarrhée ait cessé ;
  — alimenter l'enfant ;
  — ramener l'enfant à l'agent de santé si nécessaire.

PLAN DE TRAITEMENT C POUR TRAITER RAPIDEMENT LA DÉSHYDRATATION SÉVÈRE

SUIVRE LES FLECHES, SI LA REPONSE À LA QUESTION EST « OUI », FAIRE CE QUI EST INDIQUE A DROITE.
SI C'EST « NON », PASSER A LA QUESTION SUIVANTE

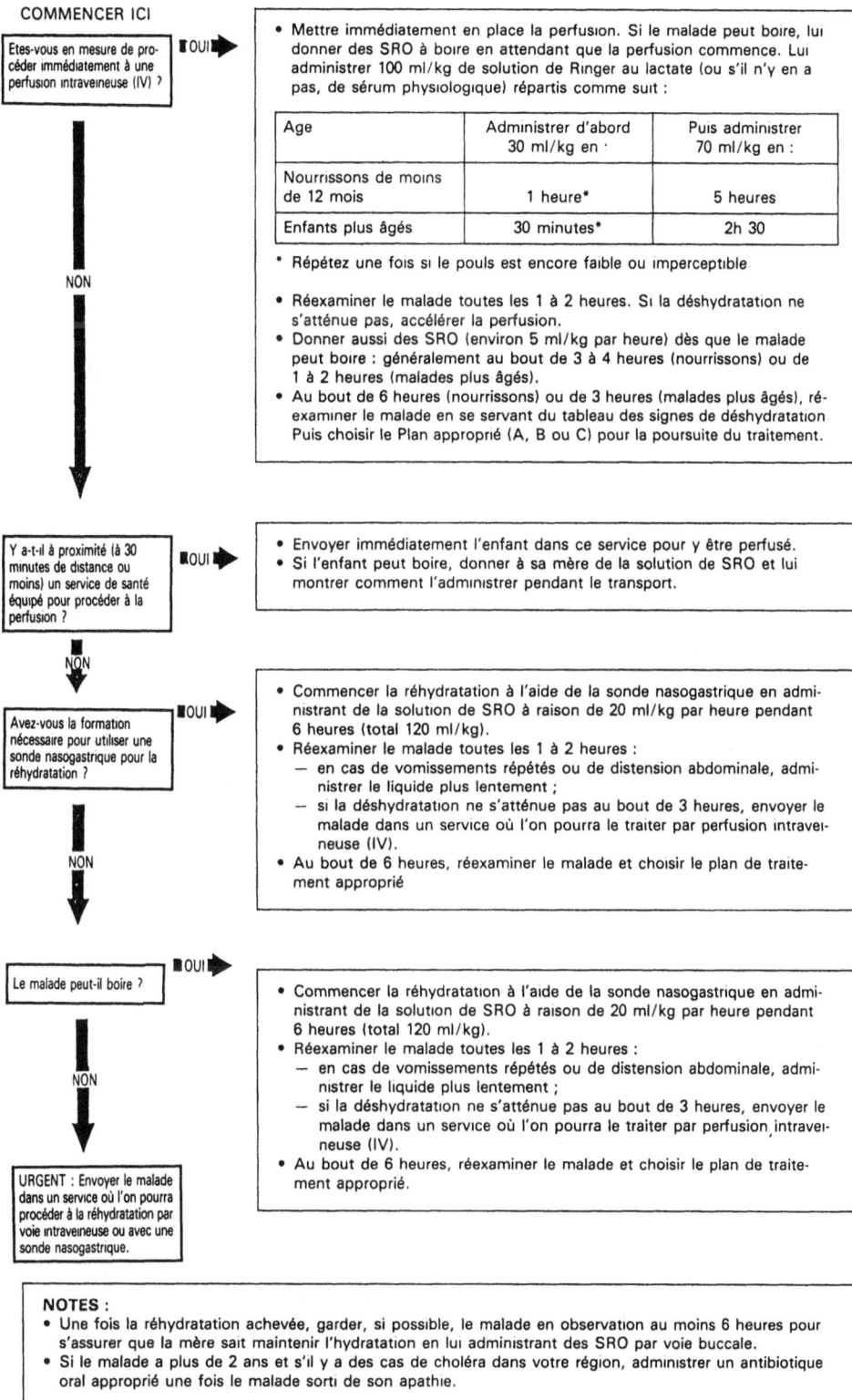

COMMENCER ICI

Etes-vous en mesure de procéder immédiatement à une perfusion intraveineuse (IV) ?

OUI →

- Mettre immédiatement en place la perfusion. Si le malade peut boire, lui donner des SRO à boire en attendant que la perfusion commence. Lui administrer 100 ml/kg de solution de Ringer au lactate (ou s'il n'y en a pas, de sérum physiologique) répartis comme suit :

Age	Administrer d'abord 30 ml/kg en :	Puis administrer 70 ml/kg en :
Nourrissons de moins de 12 mois	1 heure*	5 heures
Enfants plus âgés	30 minutes*	2h 30

* Répétez une fois si le pouls est encore faible ou imperceptible.

- Réexaminer le malade toutes les 1 à 2 heures. Si la déshydratation ne s'atténue pas, accélérer la perfusion.
- Donner aussi des SRO (environ 5 ml/kg par heure) dès que le malade peut boire : généralement au bout de 3 à 4 heures (nourrissons) ou de 1 à 2 heures (malades plus âgés).
- Au bout de 6 heures (nourrissons) ou de 3 heures (malades plus âgés), ré-examiner le malade en se servant du tableau des signes de déshydratation Puis choisir le Plan approprié (A, B ou C) pour la poursuite du traitement.

NON ↓

Y a-t-il à proximité (à 30 minutes de distance ou moins) un service de santé équipé pour procéder à la perfusion ?

OUI →

- Envoyer immédiatement l'enfant dans ce service pour y être perfusé.
- Si l'enfant peut boire, donner à sa mère de la solution de SRO et lui montrer comment l'administrer pendant le transport.

NON ↓

Avez-vous la formation nécessaire pour utiliser une sonde nasogastrique pour la réhydratation ?

OUI →

- Commencer la réhydratation à l'aide de la sonde nasogastrique en administrant de la solution de SRO à raison de 20 ml/kg par heure pendant 6 heures (total 120 ml/kg).
- Réexaminer le malade toutes les 1 à 2 heures :
  — en cas de vomissements répétés ou de distension abdominale, administrer le liquide plus lentement ;
  — si la déshydratation ne s'atténue pas au bout de 3 heures, envoyer le malade dans un service où l'on pourra le traiter par perfusion intraveineuse (IV).
- Au bout de 6 heures, réexaminer le malade et choisir le plan de traitement approprié

NON ↓

Le malade peut-il boire ?

OUI →

- Commencer la réhydratation à l'aide de la sonde nasogastrique en administrant de la solution de SRO à raison de 20 ml/kg par heure pendant 6 heures (total 120 ml/kg).
- Réexaminer le malade toutes les 1 à 2 heures :
  — en cas de vomissements répétés ou de distension abdominale, administrer le liquide plus lentement ;
  — si la déshydratation ne s'atténue pas au bout de 3 heures, envoyer le malade dans un service où l'on pourra le traiter par perfusion intraveineuse (IV).
- Au bout de 6 heures, réexaminer le malade et choisir le plan de traitement approprié.

NON ↓

URGENT : Envoyer le malade dans un service où l'on pourra procéder à la réhydratation par voie intraveineuse ou avec une sonde nasogastrique.

NOTES :
- Une fois la réhydratation achevée, garder, si possible, le malade en observation au moins 6 heures pour s'assurer que la mère sait maintenir l'hydratation en lui administrant des SRO par voie buccale.
- Si le malade a plus de 2 ans et s'il y a des cas de choléra dans votre région, administrer un antibiotique oral approprié une fois le malade sorti de son apathie.

Enregistrement des renseignements concernant l'enfant

Les agents de santé qui travaillent dans la communauté ou dans des établissements de soins doivent enregistrer les renseignements relatifs à chaque malade qu'ils reçoivent, soit en consultation, soit en traitement

Un enfant doit être identifié sur un dossier par:

- son nom
- son âge (ou sa date de naissance)
- la date de la consultation
- le motif de la consultation
- le diagnostic
- le type de traitement ou de prestation fourni.

Cette information est nécessaire, car un agent de santé doit pouvoir, tous les mois, déterminer le nombre d'épisodes diarrhéiques traités chez les enfants de moins de 5 ans et le nombre d'enfants qui bénéficient d'autres prestations

Les données supplémentaires utiles peuvent être le sexe, l'adresse (l'agent de santé peut se renseigner sur la distance parcourue entre le domicile du patient et le centre de santé), les résultats de l'examen médical, le diagnostic de diarrhée aqueuse ou de dysenterie

La direction devra conserver ces dossiers pour examen périodique afin de contrôler l'utilisation des différents services et de prévoir leur utilisation future.

Les fiches d'enregistrement peuvent être différentes suivant les centres de santé et les régions. Les fiches doivent comporter un minimum de renseignements et être faciles à comprendre et à remplir. Si les systèmes d'enregistrement existant dans une région sanitaire ne comportent pas ce minimum de renseignements, le chef de service devra les modifier pour y inclure ces informations ou créer de nouvelles fiches L'utilisation d'une fiche standard par l'ensemble des agents de santé d'une région facilite le recueil et l'analyse des renseignements

---

NOTIONS ESSENTIELLES: CHAPITRE 5

L'agent de santé doit être capable de

- Montrer comment préparer correctement la solution de SRO
- Réhydrater par voie orale un enfant déshydraté.
- Réhydrater par perfusion l'enfant atteint de déshydratation sévère ou le faire hospitaliser en vue de ce traitement
- Apprendre aux mères de famille comment poursuivre le traitement au domicile.
- Enregistrer convenablement les traitements administrés.

CHAPITRE 6
Traitement d'autres problèmes

L'encadré du tableau de prise en charge intitulé *Puis, les signes d'autres problèmes* reproduit page 14 et à l'annexe 1 présente

- la dysenterie (diarrhée avec du sang dans les selles)
- la diarrhée persistante (diarrhée qui dure depuis au moins 14 jours)
- la malnutrition sévère
- la fièvre

Un autre encadré intitulé *Utilisation de médicaments chez l'enfant diarrhéique* figure à la page 24 et à l'annexe 1. Les médicaments sont rarement nécessaires pour le traitement de la diarrhée. Il faut toutefois utiliser les antibiotiques pour les cas de dysenterie et les cas suspects de choléra accompagné de déshydratation grave. On trouvera une liste des antibiotiques appropriés à l'annexe 6.

Dysenterie

La présence de sang dans les selles est un signe d'infection par des microbes qui envahissent les parois intestinales. *Shigella* est la cause de dysenterie la plus courante chez l'enfant, les autres microbes n'intervenant que rarement. L'antibiothérapie ne s'impose pas, la maladie prenant généralement fin sans complications graves

Si un malade présente du sang dans les selles, il faut le traiter comme pour une shigellose. Le traitement empirique pratique en cas de dysenterie consiste à faire suivre l'antibiothérapie suivante.

D'abord, on donne pendant deux jours un antibiotique auquel la plupart des shigellae de la région sont sensibles. Si l'état de santé du malade s'améliore, on poursuit le traitement durant 5 jours. Dans le cas contraire, on donne pendant deux jours un autre antibiotique dont l'efficacité contre *Shigella* est reconnue. Si le malade va mieux, on poursuit le traitement pendant 5 jours. S'il n'y a aucune amélioration, ou si l'on observe dans les selles, à quelque moment que ce soit, des trophozoïtes d'*Entamoeba histolytica* contenant des hématies, il convient de traiter le malade pour une amibiase

E. histolytica est très rarement une cause de dysenterie chez l'enfant. Le tableau clinique de l'amibiase correspond à un début lent de diarrhée, contrairement au commencement brusque ou aigu de la dysenterie à Shigella. Il est important de traiter de manière précoce la shigellose avec des antibiotiques appropriés pour réduire la gravité, la durée et les complications de l'infection. Le traitement systématique (avec du métronidazole) contre *E. histolytica* ne doit jamais être administré. Il est inefficace pour lutter contre *Shigella*, peut avoir des effets secondaires et augmenter le coût du traitement. Le traitement contre l'amibiase ne doit être envisagé *que* si l'état du malade souffrant de dysenterie ne s'améliore pas après un traitement avec deux antibiotiques administrés pendant deux jours chacun *ou* lorsque des trophozoïtes d'*E. histolytica* contenant des hématies sont décelés dans des selles fraîchement recueillies.

La giardase doit être traitée avec un antiparasitaire (métronidazole) uniquement lorsque la diarrhée dure depuis 14 jours au moins **et** que des kystes ou des trophozoïtes de *Giardia* sont observés dans les selles ou dans le liquide de l'intestin grêle

Choléra

Le choléra est une cause importante de diarrhée aiguë où la réhydratation, comme la diarrhée aiguë d'une autre origine, est la clé d'une prise en charge efficace des cas. Toutefois, la déshydratation peut être plus grave en cas de choléra. Un adulte atteint de cette maladie peut perdre jusqu'à 15 litres de liquide en 24 heures, et un enfant souffrant d'une forme grave de choléra peut mourir de déshydratation quelques heures seulement après le début de la diarrhée La réhydratation avec une solution de SRO en cas de signes évidents de déshydratation et avec des liquides intraveineux en cas de déshydratation grave peut donc sauver la vie.

Si la diarrhée aiguë est généralement plus fréquente chez le jeune enfant, les flambées de choléra touchent aussi les adultes Le recours à des antibiotiques appropriés dans des cas graves de choléra raccourcira la durée de la maladie et en limitera donc la durée de contamination.

NOTIONS ESSENTIELLES: CHAPITRE 6

L'agent de santé doit être capable de traiter – ou de faire traiter à l'hôpital – la dysenterie, la diarrhée persistante, la malnutrition sévère et la fièvre.

UTILISATION DE MÉDICAMENTS CHEZ L'ENFANT DIARRHÉIQUE

- Utiliser les ANTIBIOTIQUES pour les cas de dysenterie et les cas suspects de choléra UNIQUEMENT. Dans les autres cas, ils sont inefficaces et NE doivent PAS être administrés.

- Utiliser les médicaments ANTIPARASITAIRES pour les cas suivants UNIQUEMENT:

  - amibiase, lorsque le traitement de la diarrhée sanglante par un antibiotique contre **Shigella** a échoué *ou* que l'on a trouvé dans les selles des trophozoïtes de **E. histolytica** contenant des hématies;

  - giardiase, lorsque la diarrhée dure depuis au moins 14 jours *et* que l'on a trouvé des kystes ou des trophozoïtes de **Giardia** dans les selles ou le liquide de l'intestin grêle.

- NE JAMAIS utiliser d'ANTIDIARRHÉIQUES ni d'ANTIÉMÉTIQUES. Aucun de ces médicaments n'a prouvé son efficacité. Certains sont dangereux.

CHAPITRE 7
Prévention de la diarrhée

L'une des tâches les plus importantes d'un agent de santé est de convaincre et d'aider les membres de la communauté à adopter certaines conduites préventives et à s'y tenir. Ces conduites préventives concernent:

- l'allaitement maternel
- l'amélioration des pratiques de sevrage
- l'utilisation d'eau en abondance pour l'hygiène et d'eau de boisson propre
- le lavage des mains
- l'utilisation des latrines
- la bonne évacuation des selles des enfants en bas âge
- la vaccination antirougeoleuse

L'agent de santé peut enseigner, encourager et donner l'exemple pour essayer d'amener les membres de la communauté à adopter ce type de conduite.

Certains aspects simples des conduites préventives que les membres de la communauté doivent connaître sont détaillés aux pages suivantes.

L'allaitement maternel

- Les mères doivent allaiter leurs enfants au sein, **exclusivement** pendant les 4 à 6 premiers mois, et partiellement jusqu'à deux ans ou plus, en complétant avec d'autres aliments.
- Il faut montrer à la jeune mère comment tenir son enfant pour pouvoir l'allaiter et comment positionner le sein dans sa bouche. La personne la mieux placée pour ce faire sera une femme agent de santé ou toute autre femme ayant allaité ses enfants.
- Pour allaiter de manière efficace, les mères devront:
  - commencer à allaiter aussitôt que possible après l'accouchement,
  - donner le sein à la demande (accroître le nombre de tétées favorise la montée de lait),
  - exprimer le lait à la main pour éviter l'engorgement pendant la séparation d'avec l'enfant;
  - ne pas donner de boissons supplémentaires, comme de l'eau, de l'eau sucrée ou une préparation lactée pendant les 4 à 6 premiers mois de la vie. Toutefois, si l'enfant a la diarrhée, on donnera davantage de liquides comme il est indiqué page 6.
- Si la mère ne peut pas emmener son enfant sur son lieu de travail, elle devra lui donner le sein avant de quitter la maison, au retour, le soir et à tout autre moment lorsque l'enfant est avec elle.
- La mère devra continuer à allaiter son enfant lorsqu'il est malade et une fois qu'il est guéri. C'est particulièrement important lorsque l'enfant est atteint de diarrhée.

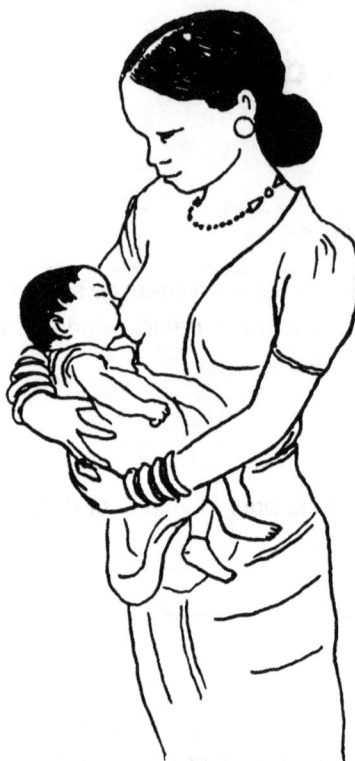

Amélioration des pratiques de sevrage

- Des aliments de sevrage nutritifs et bien nettoyés seront donnés à l'enfant dès qu'il aura atteint 4 à 6 mois. Il est préférable de donner d'abord des aliments mous réduits en purés.
- Le régime de l'enfant devra être de plus en plus varié et comportera: l'alimentation principale de la communauté (généralement céréales ou racines), des haricots ou des pois; des produits d'origine animale, par exemple, laitages, œufs ou viande; légumes verts ou légumes jaunes.
- L'enfant devra manger des fruits ou boire des jus de fruits. L'alimentation de sevrage comportera un peu d'huile ou de graisse.
- Il vaut mieux donner à boire à la tasse ou à la cuillère qu'au biberon.
- Les membres de la famille se laveront les mains avant de préparer les repas, et avant de donner à manger au nourrisson.
- Les repas seront préparés dans un endroit propre, à l'aide de récipients et d'ustensiles propres.
- Les aliments crus seront lavés à l'eau claire avant d'être consommés.
- Les aliments cuits seront consommés chauds, et les aliments préparés à l'avance seront bien réchauffés avant le repas.
- Les aliments à conserver seront couverts et si possible placés dans un réfrigérateur.

Une ample provision d'eau pour l'hygiène et d'eau claire pour la boisson

- Utiliser l'eau la plus facilement disponible pour l'hygiène personnelle et domestique.
- L'approvisionnement en eau de boisson se fera à la source la plus propre.
- Il faudra protéger les points d'eau en éloignant les animaux, en établissant les latrines à plus de 10 mètres en contrebas de la source, en creusant des fossés de drainage en amont de la source pour canaliser les eaux de pluies.

- L'eau sera recueillie et conservée dans des récipients propres et fermés. Elle sera puisée avec une louche propre à long manche.
- L'eau utilisée pour préparer les repas et les boissons des jeunes enfants sera bouillie.

Le lavage des mains

- Tous les membres de la famille devront veiller à bien se laver les mains:
  — après avoir nettoyé un enfant qui a déféqué et après s'être débarrassé des selles
  — après être allé à la selle
  — avant de préparer les repas
  — avant de manger
  — avant de nourrir un enfant.
- Un adulte ou un grand enfant doit laver les mains des plus jeunes.

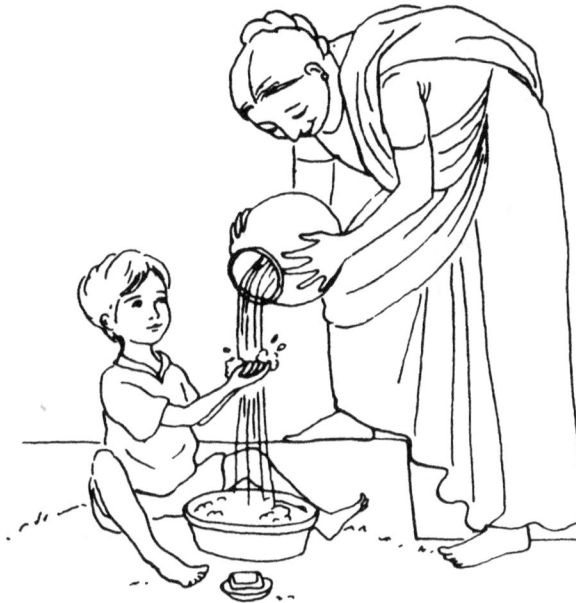

L'utilisation des latrines

- Toutes les familles devront disposer de latrines propres et en état de fonctionner. Elles seront utilisées par les membres de la famille en âge de le faire.
- La propreté des latines sera maintenue par un lavage régulier des surfaces souillées.
- S'il n'y a pas de latrines, il faudra que les membres de la famille:
  — défèquent loin de la maison, des sentiers, des aires de jeux des enfants, et à au moins 10 mètres du point d'eau;
  — évitent d'aller déféquer pieds nus;
  — ne laissent pas les enfants se rendre seuls à l'endroit réservé aux besoins naturels.

La bonne évacuation des selles des jeunes enfants

- Il faut recueillir rapidement les selles du jeune enfant ou du bébé, les envelopper dans une feuille ou un morceau de journal, et les enterrer ou les jeter dans les latrines.

- Il faut aider le jeune enfant à se soulager dans un récipient qui pourra facilement être nettoyé. Les selles seront ensuite jetées dans les latrines et le récipient sera nettoyé. L'enfant peut aussi faire ses besoins sur un journal ou une grande feuille qui seront ensuite jetés dans les latrines
- L'enfant qui vient d'aller à la selle sera nettoyé rapidement, et on lui lavera les mains La personne qui l'aura lavé devra également bien se laver les mains.

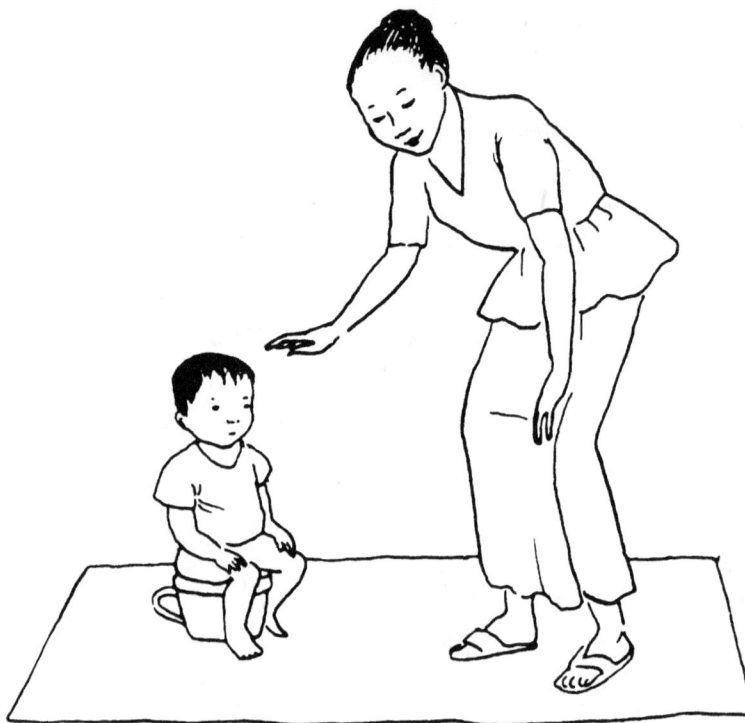

Vaccination antirougeoleuse

- Les enfants devront être vaccinés contre la rougeole aussitôt que possible après 9 mois

Ce que peuvent faire les agents de santé pour favoriser les conduites préventives

1. Utiliser des bonnes techniques éducatives

Chaque fois qu'ils en ont l'occasion, les agents de santé doivent apprendre aux membres de la famille à prévenir la diarrhée Ces occasions se présentent par exemple lorsque la mère vient pour une consultation prénatale ou pour faire vacciner son enfant Les agents de santé doivent aussi organiser des séances d'informations en groupe ou aller voir les mères chez elles.

Les agents de santé veilleront à ne faire passer que quelques messages à la fois, qui devront être appropriés pour une mère ou un groupe de mères Ainsi, aux mères venues en visite prénatale, ils peuvent parler de l'allaitement au sein, qui est un important moyen de prévention de la diarrhée chez le jeune enfant. Aux mères d'enfants de 4 à 6 mois, ils apprendront les bonnes pratiques de sevrage En utilisant de bonnes techniques d'éducation, les agents de santé aideront mieux les membres de la communauté à comprendre les avantages que présentent les pratiques préventives

Les règles du traitement à domicile de la diarrhée données aux pages 6 à 8 sont également utiles lorsque l'on fait de la prévention

2. Donner l'exemple

Les agents de santé devront toujours mettre en pratique ce qu'ils recommandent en matière de prévention. Les actes constituent un message plus efficace que les paroles.

3. Participer aux projets communautaires pour améliorer les conduites préventives

En coopération avec les groupes communautaires existants, les agents de santé peuvent utiliser leur connaissance des moyens de prévention de la diarrhée pour aider à mettre au point des projets utiles. Comme exemples de projets qui pourraient être exécutés avec les ressources limitées de la communauté et qui apporteraient des avantages considérables à un grand nombre de ses membres, on peut citer

- des achats groupés de savon;
- l'amélioration des points d'eau;
- le choix et la rétribution d'un artisan pour construire des latrines familiales;
- la réalisation de potagers pour obtenir des aliments de sevrage meilleurs et moins coûteux

4. Favoriser l'allaitement maternel

L'agent de santé qui assiste la mère lors de l'accouchement peut l'aider à commencer à allaiter son enfant en faisant ce qui est indiqué ci-dessous. Les agents de santé peuvent également encourager les accoucheuses traditionnelles, ou les membres de la famille qui assistent la mère en couches, à faire de même.

- Donner l'enfant à la mère pour qu'elle commence à allaiter immédiatement après l'accouchement ou aussitôt que possible
- Laisser la mère et l'enfant dans la même pièce, ou amener celui-ci à la mère pour qu'elle l'allaite à la demande.
- Ne pas donner de supplément de nourriture à un nouveau-né
- Montrer à la mère la meilleure manière de mettre l'enfant au sein et comment éviter les problèmes d'allaitement au sein.

Les agents de santé doivent aussi encourager les mères allaitantes à former un groupe de soutien à l'allaitement où les femmes qui allaitent se rencontrent pour discuter ensemble de leurs problèmes.

5. Construire et entretenir des latrines au centre de santé

Des latrines propres et en état de fonctionnement au centre de santé seront un bon exemple pour ceux qui viennent consulter. Elles devront être correctement nettoyées, de façon à ce que les membres de la communauté se rendent compte comment il faut les utiliser et s'en occuper.

6. Indiquer aux membres de la communauté où sont les points d'eau propre et comment les améliorer

Certains points d'eau peuvent être probablement améliorés à l'aide de mesures simples comme ci-dessous. Les membres de la communauté seront désireux d'améliorer leurs points d'eau si les agents de santé leur expliquent exactement ce qu'ils doivent faire, par exemple:

- Construire une barrière ou un mur autour du point d'eau pour en éloigner les animaux
- Installer un drainage en amont des puits à ciel ouvert pour éviter que les eaux d'orage ne s'y déversent.
- Interdire les lavages dans les points d'eau.
- Interdire aux enfants de jouer autour des points d'eau ou dans ceux-ci.
- Ne pas installer de latrines en amont ou à moins de 10 mètres des points d'eau.
- Installer un dispositif simple avec poulie et seau pour puiser l'eau plus facilement.

NOTIONS ESSENTIELLES: CHAPITRE 7

L'agent de santé doit être capable d'expliquer aux familles les principes à observer pour prévenir la diarrhée et de les encourager en ce qui concerne.

- l'allaitement;
- l'amélioration des pratiques de sevrage;
- l'utilisation d'eau claire en abondance pour l'hygiène et la boisson;
- le lavage des mains;
- l'utilisation des latrines,
- la bonne évacuation des selles des jeunes enfants;
- la vaccination antirougeoleuse.

CHAPITRE 8
Mémento pour la prise en charge et la prévention de la diarrhée

- Les aspects les plus importants de la prise en charge d'un malade atteint de diarrhée sont le traitement de la déshydratation et le maintien d'une bonne alimentation
- Il ne faut jamais utiliser de médicaments antidiarrhéiques. On ne donnera des antibiotiques qu'en cas de dysenterie et de suspicion de choléra accompagné de déshydratation grave chez l'enfant de plus de 2 ans
- Les agents de santé doivent apprendre aux membres de la famille à traiter la diarrhée

  Les trois règles du traitement de la diarrhée à domicile sont les suivants:

  1. Donner à l'enfant plus de liquides que d'habitude pour prévenir la déshydratation.
  2. Continuer à nourrir l'enfant pour éviter la malnutrition.
  3. Montrer l'enfant à un agent de santé si son état ne s'améliore pas

- Lorsqu'un enfant atteint de diarrhée est conduit chez un agent de santé, celui-ci doit.

  — Utiliser le tableau de traitement de la diarrhée (annexe 1) pour apprécier l'état de l'enfant et décider du traitement à appliquer
  — Examiner et palper l'enfant à la recherche de signes de déshydratation.
  — Vérifier s'il n'existe pas d'autres affections que la déshydratation (par exemple une dysenterie, une diarrhée persistante ou une malnutrition grave)
  — Choisir un plan de traitement.
  — Procéder à la réhydratation par voie orale des enfants qui présentent des signes évidents de déshydratation.
  — Administrer un traitement de réhydratation par voie intraveineuse aux enfants gravement déshydratés ou les faire hospitaliser en vue de ce traitement
  — Administrer un traitement adéquat ou envoyer l'enfant dans un service approprié s'il existe d'autres affections.

- L'agent de santé devra expliquer aux familles ce qu'elles doivent faire pour éviter les diarrhées allaitement maternel, amélioration des pratiques de sevrage, ample provision d'eau claire pour l'hygiène et pour la boisson, utilisation de latrines, bonne évacuation des selles des jeunes enfants et vaccination antirougeoleuse

- Activités que les agents de santé peuvent entreprendre pour promouvoir les conduites préventives:

  — Utiliser de bonnes techniques éducatives.
  — Donner l'exemple.
  — Participer à des projets communautaires visant à améliorer les pratiques préventives
  — Promouvoir l'allaitement maternel
  — Construire et entretenir des latrines au centre de santé.
  — Indiquer aux membres de la communauté les sources d'eau claire et les moyens de les améliorer

Tableau de traitement de la diarrhée

Remarque· Les 6 pages suivantes présentent des parties du tableau de l'OMS intitulé *Prise en charge du diarrhéique.* Il s'agit d'un tableau de la taille d'une affiche murale. On peut se le procurer auprès du Programme de lutte contre les maladies diarrhéiques, Organisation mondiale de la Santé, 1211 Genève 27, Suisse, et des Bureaux régionaux de l'OMS.

D'ABORD, RECHERCHER LES SIGNES DE DÉSHYDRATATION

	PLAN A	PLAN B	PLAN C
1. OBSERVER : ETAT GENERAL	Normal, éveillé	* Agité, irritable *	* Léthargique ou inconscient ; apathique *
YEUX	Normaux	Enfoncés	Très enfoncés et secs
LARMES	Présentes	Absentes	Absentes
BOUCHE et LANGUE	Humides	Sèches	Très sèches
SOIF	Boit normalement, n'est pas assoiffé	* Assoiffé, boit avec avidité *	* Boit à peine ou est incapable de boire *
2. PALPER : PLI CUTANÉ	S'efface rapidement	* S'efface lentement *	* S'efface très lentement *
3. CONCLURE.	Le malade n'a PAS DE SIGNES DE DÉSHYDRATATION	Si le malade a deux de ces signes, ou plus, dont au moins un *signe*, en conclure qu'il y a des SIGNES EVIDENTS DE DÉSHYDRATATION	Si le malade a deux de ces signes, ou plus, dont au moins un *signe*, en conclure qu'il y a DÉSHYDRATATION SEVERE

PUIS, LES SIGNES D'AUTRES PROBLÈMES

DEMANDER S'IL Y A DU SANG DANS LES SELLES :	**S'IL Y A DU SANG DANS LES SELLES :** • Administrer pendant 5 jours un antibiotique oral recommandé pour le traitement de la dysenterie à **Shigella** dans la région. • Apprendre à la mère à nourrir son enfant comme indiqué dans le Plan A. • Revoir l'enfant au bout de 2 jours : — s'il a moins d'un an — s'il était déshydraté au départ — s'il a encore du sang dans les selles — s'il ne va pas mieux • Si les selles sont encore sanglantes au bout de 2 jours, passer à un deuxième antibiotique oral recommandé pour le traitement de la dysenterie à **Shigella** dans la région. L'administrer pendant 5 jours.
DEMANDER QUAND LE PRÉSENT ÉPISODE DE DIARRHÉE A COMMENCÉ	**SI L'ÉPISODE DURE DEPUIS AU MOINS 2 SEMAINES :** • Envoyer l'enfant à l'hôpital : — s'il a moins de 6 mois ; — s'il est déshydraté (envoyer l'enfant après traitement de la déshydratation). • Sinon, apprendre à la mère à nourrir son enfant comme indiqué dans le Plan A, avec toutefois les modifications suivantes : — ne donner que la moitié de la quantité habituelle de lait ou le remplacer par un laitage fermenté tel que du yaourt ; — assurer à l'enfant un apport énergétique suffisant en lui offrant 6 repas par jour composés de céréales épaisses additionnées d'huile, mélangées à des légumes, des légumineuses, de la viande ou du poisson • Dire à la mère de ramener son enfant au bout de 5 jours : — si la diarrhée n'a pas cessé, envoyer l'enfant à l'hôpital ; — si la diarrhée a cessé, dire à la mère de : — continuer à donner les mêmes types d'aliments pour l'alimentation normale de l'enfant ; — au bout d'une semaine, réintroduire progressivement le lait animal habituel ; — donner un repas supplémentaire par jour à l'enfant pendant au moins 1 mois.
RECHERCHER LES SIGNES DE MALNUTRITION SÉVÈRE	**SI L'ENFANT PRÉSENTE UNE MALNUTRITION SÉVÈRE** • Ne pas essayer de le réhydrater : l'envoyer à l'hôpital pour y être traité. • Donner à la mère de la solution de SRO et lui montrer comment l'administrer à raison de 5 ml/kg par heure pendant le transport à l'hôpital.
DEMANDER SI L'ENFANT A EU DE LA FIÈVRE ET PRENDRE SA TEMPÉRATURE	**SI L'ENFANT A MOINS DE 2 MOIS :** • Le réhydrater de manière appropriée. Ensuite, s'il a de la fièvre (38°C ou plus), l'envoyer à l'hôpital. Ne pas donner de paracétamol ni d'antipaludique. **SI L'ENFANT A 2 MOIS OU PLUS :** • Si la température est égale ou supérieure à 39°C, administrer du paracétamol. • S'il y a des cas de paludisme à falciparum dans la région et si l'enfant a de la fièvre (38°C ou plus) ou en a eu au cours des 5 derniers jours, lui administrer un antipaludique (ou le traiter selon les recommandations du programme antipaludique local).

PLAN DE TRAITEMENT A POUR
TRAITER LA DIARRHÉE À DOMICILE

UTILISER CE PLAN POUR APPRENDRE À LA MÈRE A :

- Continuer à traiter à domicile le présent épisode diarrhéique de son enfant
- Commencer rapidement le traitement lors de futurs épisodes diarrhéiques

---

EXPLIQUER LES TROIS RÈGLES DU TRAITEMENT DE LA DIARRHÉE À DOMICILE

1. FAIRE BOIRE À L'ENFANT PLUS DE LIQUIDES QUE D'HABITUDE POUR PRÉVENIR LA DÉSHYDRATATION :

- Donner des liquides maison recommandés. Il peut s'agir d'une solution de SRO, de préparations liquides à base d'aliments (soupe, eau de riz ou yaourt liquide, par exemple) ou d'eau pure. Donner de la solution de SRO aux enfants dont le cas correspond au cas décrit dans l'encadré ci-après
  (Note : Si l'enfant a moins de 6 mois et ne mange pas encore d'aliments solides, lui donner de la solution de SRO ou de l'eau plutôt qu'une préparation à base d'aliments.)
- Donner à boire à l'enfant autant qu'il en a envie. Prendre comme guide les quantités indiquées ci-après pour les SRO
- Continuer à lui donner ces boissons jusqu'à ce que la diarrhée cesse

2. DONNER À MANGER EN ABONDANCE À L'ENFANT POUR PRÉVENIR LA MALNUTRITION :

- Continuer à lui donner le sein fréquemment
- Si l'enfant n'est pas nourri au sein, lui donner le lait habituel
- Si l'enfant a 6 mois ou plus, ou prend déjà des aliments solides
  - Lui donner aussi des céréales ou des féculents, mélangés si possible avec des légumineuses, des légumes et de la viande ou du poisson. Ajouter une ou deux cuillerées à café d'huile végétale à chaque portion.
  - Lui donner du jus de fruits frais ou des bananes écrasées qui apportent du potassium
  - Lui donner des aliments fraîchement préparés, bien cuits et écrasés en purée
  - Encourager l'enfant à manger : lui donner à manger au moins 6 fois par jour
  - Continuer à lui donner ces mêmes types d'aliments une fois que la diarrhée a cessé et lui donner un repas supplémentaire par jour pendant 2 semaines

3. AMENER L'ENFANT À L'AGENT DE SANTÉ S'IL NE VA PAS MIEUX DANS LES 3 JOURS OU S'IL A UN DES SYMPTÔMES SUIVANTS :

- Nombreuses selles liquides
- Vomissements répétés
- Soif prononcée
- Manque d'appétit, absence de soif
- Fièvre
- Sang dans les selles

ADMINISTRER DE LA SOLUTION DE SRO À L'ENFANT À DOMICILE SI :

- *Le Plan de traitement B ou C lui a déjà été appliqué*
- *On ne peut le ramener à l'agent de santé si la diarrhée s'aggrave*
- *Les autorités sanitaires nationales ont adopté pour principe de donner des SRO à tous les enfants amenés à un agent pour une diarrhée*

SI L'ENFANT DOIT RECECOIR DES SRO À DOMICILE, IL FAUT MONTRER À LA MÈRE QUELLE QUANTITÉ ADMINISTRER APRÈS CHAQUE SELLE MOLLE ET LUI DONNER ASSEZ DE SACHETS DE SRO POUR 2 JOURS :

Age	Quantité de SRO à donner après chaque selle molle	Quantité de SRO à fournir pour le traitement à domicile
Moins de 24 mois	50-100 ml	500 ml/jour
2 à 10 ans	100-200 ml	1000 ml/jour
10 ans ou plus	Autant qu'il en voudra	2000 ml/jour

- Décrire et montrer, en se servant d'une mesure locale, la quantité à donner après chaque selle.

MONTRER À LA MERE COMMENT PRÉPARER LA SOLUTION DE SRO

LUI MONTRER COMMENT L'ADMINISTRER

- Donner une cuillerée à café de solution toutes les 1 à 2 minutes aux enfants de moins de 2 ans
- Donner fréquemment à boire dans une tasse aux enfants plus âgés
- Si l'enfant vomit, attendre 10 minutes. Puis lui donner la solution plus lentement (par exemple, une cuillerée toutes les 2 à 3 minutes)
- Si la diarrhée continue une fois les sachets de SRO finis, donner à l'enfant d'autres liquides comme ceux qui sont décrits dans la première règle du traitement à domicile ou revenir chercher d'autres sachets de SRO

PLAN DE TRAITEMENT B POUR TRAITER LA DÉSHYDRATATION

QUANTITÉ APPROXIMATIVE DE SOLUTION DE SRO À ADMINISTRER AU COURS DES 4 PREMIÈRES HEURES :

Age*	Moins de 4 mois	4-11 mois	12-23 mois	2-4 ans	5-14 ans	15 ans ou plus
Poids	Moins de 5 kg	5-7,9 kg	8-10,9 kg	11-15,9 kg	16-29,9 kg	30 kg ou plus
En ml	200-400	400-600	600-800	800-1200	1200-2200	2200-4000
En mesure locale						

* Ne se baser sur l'âge du malade que si l'on ne connaît pas son poids. La quantité approximative de SRO nécessaire (en ml) peut aussi être calculée en multipliant le poids du malade (en kg) par 75.

- Si l'enfant veut boire plus de SRO, lui en donner plus.
- Encourager la mère à continuer à allaiter son enfant.
- Dans le cas d'enfants de moins de 6 mois qui ne sont pas nourris au sein, donner également 100-200 ml d'eau propre pendant cette période.

OBSERVER SOIGNEUSEMENT L'ENFANT ET AIDER LA MÈRE À LUI ADMINISTRER LA SOLUTION DE SRO :

- Lui montrer quelle quantité de solution donner à l'enfant.
- Lui montrer comment la donner — une cuillerée à café toutes les 1 à 2 minutes à l'enfant de moins de 2 ans ; de fréquentes gorgées à la tasse à l'enfant plus âgé.
- Vérifier de temps en temps qu'il n'y a pas de problème.
- Si l'enfant vomit, attendre 10 minutes puis continuer à administrer les SRO, mais plus lentement, par exemple une cuillerée toutes les 2 à 3 minutes.
- Si les paupières de l'enfant sont gonflées, cesser de donner des SRO et donner de l'eau pure ou du lait maternel. Donner des SRO comme indiqué dans le Plan A une fois que le gonflement a disparu.

AU BOUT DE 4 HEURES, RÉEXAMINER L'ENFANT EN UTILISANT LE TABLEAU DES SIGNES DE DÉSHYDRATATION, PUIS CHOISIR LE PLAN DE TRAITEMENT APPROPRIÉ (A, B, C).

- S'il n'y a **pas de signes de déshydratation**, appliquer le Plan A. Une fois la déshydratation corrigée, l'enfant urine généralement et peut aussi être fatigué et s'endormir.
- S'il y a encore des **signes évidents de déshydratation**, répéter le Plan B mais en commençant à offrir à l'enfant des aliments, du lait et des jus de fruits comme indiqué dans le Plan A.
- Si les signes d'une **déshydratation sévère** sont apparus, appliquer le Plan C.

SI LA MÈRE DOIT REPARTIR AVANT LA FIN DU PLAN DE TRAITEMENT B :

- Lui montrer la quantité de solution de SRO à administrer pour terminer le traitement de 4 heures à domicile.
- Lui donner assez de sachets de SRO pour terminer le traitement de réhydratation et pour continuer à administrer des SRO à l'enfant pendant encore 2 jours comme indiqué dans le Plan A.
- Lui montrer comment préparer la solution.
- Lui expliquer les trois règles du Plan A pour le traitement de son enfant à domicile
  - donner des SRO ou d'autres liquides jusqu'à ce que la diarrhée ait cessé ;
  - alimenter l'enfant ;
  - ramener l'enfant à l'agent de santé si nécessaire.

PLAN DE TRAITEMENT C POUR TRAITER RAPIDEMENT LA DÉSHYDRATATION SÉVÈRE

SUIVRE LES FLECHES, SI LA REPONSE A LA QUESTION EST « OUI », FAIRE CE QUI EST INDIQUE A DROITE.
SI C'EST « NON », PASSER A LA QUESTION SUIVANTE

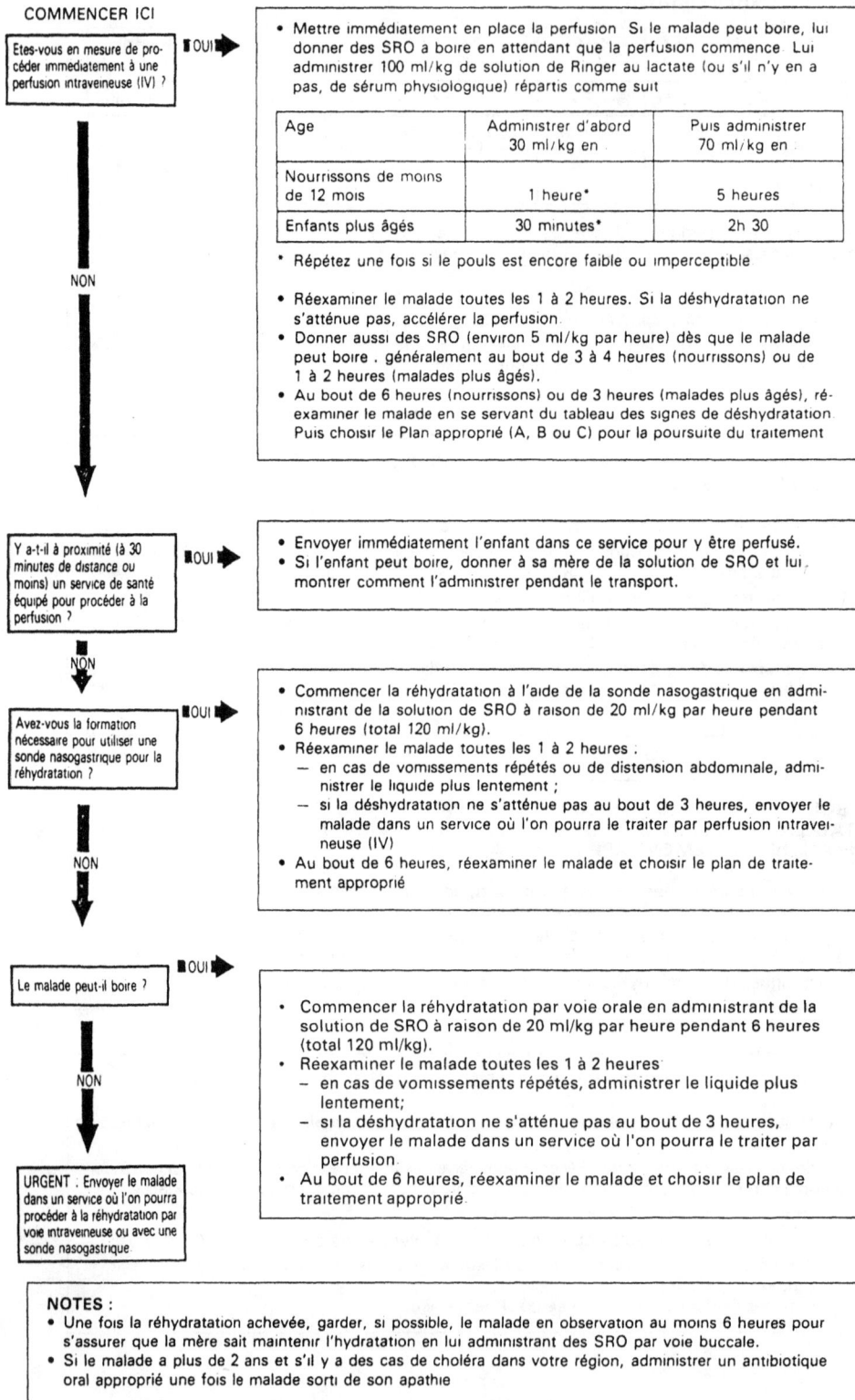

COMMENCER ICI

Etes-vous en mesure de procéder immédiatement à une perfusion intraveineuse (IV) ?

OUI →

- Mettre immédiatement en place la perfusion. Si le malade peut boire, lui donner des SRO à boire en attendant que la perfusion commence. Lui administrer 100 ml/kg de solution de Ringer au lactate (ou s'il n'y en a pas, de sérum physiologique) répartis comme suit :

Age	Administrer d'abord 30 ml/kg en	Puis administrer 70 ml/kg en
Nourrissons de moins de 12 mois	1 heure*	5 heures
Enfants plus âgés	30 minutes*	2h 30

- * Répétez une fois si le pouls est encore faible ou imperceptible
- Réexaminer le malade toutes les 1 à 2 heures. Si la déshydratation ne s'atténue pas, accélérer la perfusion.
- Donner aussi des SRO (environ 5 ml/kg par heure) dès que le malade peut boire : généralement au bout de 3 à 4 heures (nourrissons) ou de 1 à 2 heures (malades plus âgés).
- Au bout de 6 heures (nourrissons) ou de 3 heures (malades plus âgés), réexaminer le malade en se servant du tableau des signes de déshydratation. Puis choisir le Plan approprié (A, B ou C) pour la poursuite du traitement

NON

Y a-t-il à proximité (à 30 minutes de distance ou moins) un service de santé équipé pour procéder à la perfusion ?

OUI →

- Envoyer immédiatement l'enfant dans ce service pour y être perfusé.
- Si l'enfant peut boire, donner à sa mère de la solution de SRO et lui montrer comment l'administrer pendant le transport.

NON

Avez-vous la formation nécessaire pour utiliser une sonde nasogastrique pour la réhydratation ?

OUI →

- Commencer la réhydratation à l'aide de la sonde nasogastrique en administrant de la solution de SRO à raison de 20 ml/kg par heure pendant 6 heures (total 120 ml/kg).
- Réexaminer le malade toutes les 1 à 2 heures :
  - en cas de vomissements répétés ou de distension abdominale, administrer le liquide plus lentement ;
  - si la déshydratation ne s'atténue pas au bout de 3 heures, envoyer le malade dans un service où l'on pourra le traiter par perfusion intraveineuse (IV)
- Au bout de 6 heures, réexaminer le malade et choisir le plan de traitement approprié

NON

Le malade peut-il boire ?

OUI →

- Commencer la réhydratation par voie orale en administrant de la solution de SRO à raison de 20 ml/kg par heure pendant 6 heures (total 120 ml/kg).
- Reexaminer le malade toutes les 1 à 2 heures :
  - en cas de vomissements répétés, administrer le liquide plus lentement;
  - si la déshydratation ne s'atténue pas au bout de 3 heures, envoyer le malade dans un service où l'on pourra le traiter par perfusion.
- Au bout de 6 heures, réexaminer le malade et choisir le plan de traitement approprié.

NON

URGENT : Envoyer le malade dans un service où l'on pourra procéder à la réhydratation par voie intraveineuse ou avec une sonde nasogastrique.

NOTES :
- Une fois la réhydratation achevée, garder, si possible, le malade en observation au moins 6 heures pour s'assurer que la mère sait maintenir l'hydratation en lui administrant des SRO par voie buccale.
- Si le malade a plus de 2 ans et s'il y a des cas de choléra dans votre région, administrer un antibiotique oral approprié une fois le malade sorti de son apathie

UTILISATION DE MÉDICAMENTS CHEZ L'ENFANT DIARRHÉIQUE

- Utiliser les ANTIBIOTIQUES pour les cas de dysenterie et les cas suspects de choléra UNIQUEMENT. Dans les autres cas, ils sont inefficaces et NE doivent PAS être administrés.

- Utiliser les médicaments ANTIPARASITAIRES pour les cas suivants UNIQUEMENT:

  - amibiase, lorsque le traitement de la diarrhée sanglante par un antibiotique contre *Shigella* a échoué *ou* que l'on a trouvé dans les selles des trophozoïtes de *E. histolytica* contenant des hématies;

  - giardiase, lorsque la diarrhée dure depuis au moins 14 jours *et* que l'on a trouvé des kystes ou des trophozoïtes de *Giardia* dans les selles ou le liquide de l'intestin grêle.

- NE JAMAIS utiliser d'ANTIDIARRHÉIQUES ni d'ANTIÉMÉTIQUES. Aucun de ces médicaments n'a prouvé son efficacité. Certains sont dangereux.

ANNEXE 2

Traitement de la diarrhée à domicile (fiche pour les mères)

1. DÈS LE DÉBUT DE LA DIARRHÉE, DONNEZ À VOTRE ENFANT PLUS DE LIQUIDES QUE D'HABITUDE.

DONNEZ-LUI:

- De la solution de SRO
- Des aliments liquides (soupe, eau de riz, yaourt)
- De l'eau.

Si l'enfant a moins de 6 mois et est exclusivement nourri au sein, donnez-lui uniquement de la solution de SRO ou de l'eau pure en plus du lait maternel.

DONNEZ À VOTRE ENFANT AUTANT DE CES LIQUIDES QU'IL VEUT EN BOIRE.

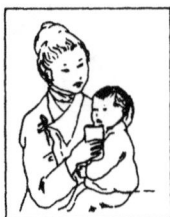

3. AMENEZ VOTRE ENFANT À L'AGENT DE SANTÉ SI:

- il ne va pas mieux dans les 3 jours
- il a de nombreuses selles liquides
- il a des vomissements répétés
- il a une soif prononcée
- il ne mange ni ne boit normalement
- il a de la fièvre
- il a du sang dans les selles.

NE DONNEZ PAS DE MÉDICAMENTS CONTRE LA DIARRHÉE SAUF SI UN AGENT DE SANTÉ LE RECOMMANDE

2. DONNEZ À MANGER EN ABONDANCE À VOTRE ENFANT

- Donnez-lui le sein fréquemment.
- S'il n'est pas nourri au sein donnez-lui le lait habituel.
- Si votre enfant a 6 mois ou plus, ou mange déjà des aliments solides, donnez-lui aussi:
  - des céréales ou un autre aliment féculent mélangés à des légumineuses, des légumes, de la viande ou du poisson, et un peu d'huile
  - des jus de fruits frais ou des bananes écrasées
  - des aliments fraîchement préparés, bien cuits et bien écrasés ou pilés
  - des petits repas fréquents (au moins 6 par jour)
  - un repas supplémentaire par jour pendant 2 semaines après la fin de la diarrhée.

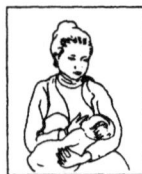

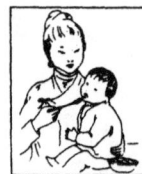

4. VOUS POUVEZ PRÉVENIR LA DIARRHÉE SI:

- vous nourrissez l'enfant exclusivement au sein pendant les 4 à 6 premiers mois de vie et continuez à l'allaiter pendant au moins deux ans
- vous commencez à donner à l'enfant dès l'âge de 4 à 6 mois les aliments liquides indiqués dans la section 2 de la fiche
- vous donnez à manger à l'enfant des aliments qui viennent tout juste d'être préparés et lui donnez à boire de l'eau propre
- vous lui donnez le lait et les autres liquides à boire à l'aide d'une tasse et d'une cuiller au lieu d'utiliser un biberon
- vous veillez à ce que tous les membres de la famille se lavent les mains après être allés à la selle et avant de préparer les repas ou de manger
- vous veillez à ce que tous les membres de la famille utilisent des latrines
- vous jetez les selles des jeunes enfants dans les latrines ou les enfouissez dans le sol
- vous faites vacciner votre enfant contre la rougeole aussitôt que possible après qu'il a atteint l'âge de 9 mois.

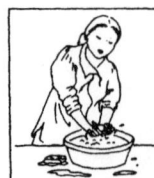

Recherche de la malnutrition chez un enfant par la mesure du périmètre brachial

La partie supérieure du bras est constituée d'un os, de muscles et de graisse. Lorsque les enfants ont environ 1 an, ils ont une quantité de graisse assez importante sous la peau du bras. Lorsqu'ils ont 5 ans, il y a beaucoup moins de graisse et davantage de muscles. Le tour de bras reste à peu près le même entre 1 et 5 ans. Si un enfant est malnutri, son bras s'amincit et le tour de bras diminue. Cela est dû à une fonte des muscles et de la graisse. En mesurant le bras à l'aide d'une bandelette spéciale, on peut déterminer si un enfant âgé de 1 à 5 ans est malnutri ou non.

Cette bandelette spéciale tricolore ressemble à ceci:

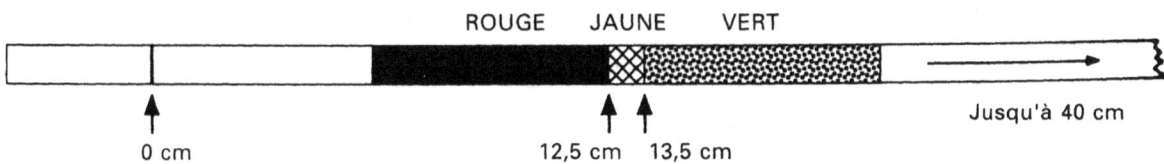

Vous pouvez fabriquer une de ces bandelettes avec une ficelle ou un bout de tissu non élastique, en prenant soin d'y tracer exactement les repères indiqués.

Pour utiliser cette bandelette:

La placer autour de la partie médiane du bras de l'enfant et vérifier la couleur que touche le point 0 cm de la bandelette,
- si c'est le vert, l'enfant est bien nourri;
- si c'est le jaune, l'enfant est légèrement malnutri;
- si c'est le rouge, l'enfant est sévèrement malnutri.

Cette méthode est utile car elle permet à l'agent de reconnaître une malnutrition chez un enfant sans utiliser de balance ou sans connaître l'âge de l'enfant. Cependant, parce qu'elle n'est l'indice que de modifications importantes de l'état nutritionnel de l'enfant, elle ne permet pas de déterminer si l'état de celui-ci s'améliore ou s'aggrave.

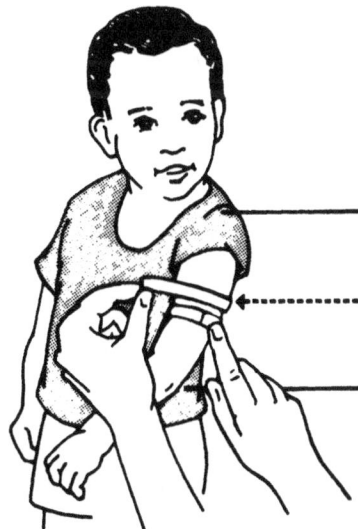

ANNEXE 4
Mesures à prendre lorsque l'agent de santé ne dispose pas de sachets de SRO

L'agent de santé doit connaître la façon de procéder pour passer de nouvelles commandes de sachets de SRO et pour obtenir rapidement une livraison de secours.

S'il n'y a pas de sachets de SRO et qu'il faut préparer et administrer de grandes quantités d'un *liquide pour réhydratation orale*, on peut mesurer les ingrédients en vrac et bien les mélanger dans le volume d'eau de boisson désiré. Il convient d'utiliser l'eau de boisson la plus propre possible. de l'eau bouillie et refroidie avant usage ou de l'eau chlorée. Toutefois, cette préparation ne doit pas être conservée plus de 24 heures, ni administrée en quantités supérieures au volume requis pour 24 heures.

Le tableau ci-après indique comment préparer une solution de réhydratation orale en grandes quantités (5 litres, par exemple):

Ingrédients	Quantité nécessaire à la préparation d'1 litre de solution[1]	Quantité nécessaire à la préparation de 5 litres de solution	Observations
Eau	1 litre	1 litre × 5 = 5 litres	Utiliser de l'eau de boisson aussi pure que possible: eau bouillie et refroidie avant usage ou eau chlorée
Chlorure de sodium (sel de cuisine)	3, 5 g	3, 5 g × 5 = 17,5 g	Vous devez *absolument avoir* cet ingrédient pour préparer la solution
Glucose *ou* saccharose	20 g ou 40 g	20 g × 5 = 100 g ou 40 g × 5 = 200 g	Vous devez *absolument avoir* cet ingrédient pour préparer la solution
Citrate trisodique dihydraté *ou* bicarbonate de soude	2,9 g ou 2,5 g	2,9 g × 5 = 14,5 g ou 2,5 × 5 = 12,5 g	Il est possible de préparer une solution sans ces produits, mais il est préférable d'en ajouter
Chlorure de potassium	1,5 g	1,5 × 5 = 7,5 g	Il est possible de préparer une solution sans ces produits, mais il est préférable d'en ajouter *N'ajoutez pas de chlorure de potassium si vous n'avez pas de balance de précision*

[1] Si l'on prépare la solution en plus grandes quantités, on augmentera les quantités de chaque ingrédient en conséquence.

Il faut mesurer exactement les ingrédients à l'aide de balances (que l'on peut se procurer dans une pharmacie locale), en particulier le chlorure de potassium. En effet, des erreurs de mesure de cet ingrédient peuvent être dangereuses.

Si l'on ne dispose pas de balance de précision, on préparera la solution sans chlorure de potassium. Dans ce cas, si l'enfant mange déjà des aliments solides, on conseillera à la mère de lui donner du jus de fruits ou de la banane écrasée pour apporter du potassium.

Ne pas mélanger les sels et le sucre en poudre sans ajouter les quantités appropriées d'eau lorsqu'ils sont mesurés en vrac car vous ne pouvez pas être sûr que le mélange de ces ingrédients en poudre sera uniforme, d'où un certain danger.

ANNEXE 5
Traitement par voie intraveineuse en cas de déshydratation sévère

Administration des liquides intraveineux

La technique de la perfusion ne peut être enseignée que par une démonstration faite par une personne expérimentée. La perfusion ne devra être pratiquée que par une personne dûment formée. On trouvera ci-dessous quelques considérations d'ordre général.

Les aiguilles, les tubes, les flacons et les liquides utilisés pour une perfusion doivent être stériles.

La perfusion peut se faire dans toute veine facile à atteindre. Les veines les plus accessibles sont généralement celles du pli du coude, du dos de la main, ou, chez les nourrissons, es veines épicrâniennes

Il est généralement inutile et déconseillé d'utiliser les veines du cou ou de pratiquer une incision pour dénuder une veine

Dans les cas où une réanimation rapide s'impose, un agent de santé formé à cette technique peut introduire une aiguille dans la veine fémorale, où elle sera maintenue fermement en place et ôtée dès que possible. Dans certains cas de déshydratation sévère, en particulier chez l'adulte, une perfusion dans deux veines à la fois peut être nécessaire; l'une des perfusions peut être arrêtée dès que la réhydratation est en bonne voie.

Il est utile de marquer les flacons de soluté intraveineux à différents niveaux en notant l'heure à laquelle le liquide devra parvenir à ces niveaux. Ceci perme une surveillance plus facile de la vitesse de perfusion.

Solutés pour perfusion

Il existe un certain nombre de solutés pour perfusion, mais aucun ne possède tous les électrolytes dans les concentrations dont ont besoin les malades sévèrement déshydratés. Pour assurer un remplacement adéquat des électrolytes, on donnera un peu de solution de SRO au malade dès qu'il sera capable de boire, même pendant que la perfusion intraveineuse est en place. On trouvera ci-dessous une brève discussion des avantages relatifs de chacune de ces solutions injectables.

Solution conseillée

La solution de Ringer au lactate (également appelée soluté injectable d'Hartmann) est la meilleure qui existe dans le commerce. Elle fournit une concentration appropriée de sodium et assez de lactate, lequel est métabolisé en bicarbonate nécessaire à la correction de l'acidose (affection qui résulte d'un excès d'acide dans le sang consécutif à la perte de bases dans les selles). Cette solution peut être utilisée à tous les âges pour traiter une déshydratation due à une diarrhée aiguë, quelle qu'en soit la cause. La prompte administration de solution de SRO et la reprise précoce de l'alimentation apporteront les quantités nécessaires de potassium et de glucose.

Solutions acceptables

Si l'une ou l'autre de ces solutions est utilisée, il convient de les compléter par une solution de SRO administrée par voie orale, dès que le malade peut boire. Cette solution apportera le potassium, le bicarbonate et le sodium qui pourraient manquer dans les solutés pour perfusion.

Sérum physiologique (également appelé *solution salée isotonique*): c'est une solution facile à trouver. Elle ne corrige pas l'acidose et ne remplacera pas les pertes de potassium. Il est possible d'ajouter du bicarbonate de sodium ou du lactate de sodium et du chlorure de potassium, mais cela demande un calcul précis des quantités. Par ailleurs, les solutions doivent être stériles.

Solution de Darrow diluée de moitié (également appelée *solution saline de lactate de potassium*). Cette solution ne contient pas suffisamment de chlorure de sodium pour corriger efficacement le déficit en sodium en cas de déshydratation sévère.

Sérum physiologique dilué de moitié dans du glucose à 5%. Comme le soluté physiologique, cette solution ne corrige pas l'acidose et ne restitue pas le potassium perdu Elle ne fournit pas non plus suffisamment de chlorure de sodium pour corriger efficacement le déficit en sodium en cas de déshydratation sévère.

Solutions déconseillées

Les solutions simples à base de glucose et de dextrose doivent être écartées car elles n'apportent à l'organisme que de l'eau et du sucre Elles ne contiennent pas d'électrolytes et ne corrigent donc pas les pertes en électrolytes ni l'acidose.

Administration du traitement par voie intraveineuse en cas de déshydratation sévère

Le but est d'administrer au malade une grande quantité de liquide afin de compenser rapidement la perte très importante de liquides entraînée par une déshydratation *sévère*.

Commencer rapidement la thérapeutique intraveineuse avec les quantités indiquées dans le tableau de traitement de la diarrhée. Si le malade peut boire, lui donner de la solution de SRO par voie orale jusqu'à ce que la perfusion soit en place Une première fraction du liquide intraveineux (30 ml/kg) sera administrée très rapidement (en 60 mn chez l'enfant de moins de 12 mois et en 30 mn chez l'enfant plus âgé et chez l'adulte) pour rétablir le volume sanguin et éviter le décès par choc. Le reste de liquide (70 ml/kg) sera administré plus lentement pour parachever la réhydratation en 3 heures (6 h pour les nourrissons).

Durant le traitement par voie intraveineuse, il faut contrôler les progrès de la réhydratation toutes les heures ou toutes les deux heures afin de déterminer si la vitesse d'administration doit être augmentée.

En particulier, il faut être attentif.

- au nombre et au volume des selles;
- à l'importance des vomissements;
- à la présence et aux modifications des signes de déshydratation;
- à la façon dont est administré le liquide de réhydratation: est-il bien injecté en quantité suffisante?

Si les signes de déshydratation ainsi que la diarrhée et les vomissements s'aggravent ou restent inchangés, il faut augmenter la vitesse d'administration et la quantité de liquide.

Usage approprié des médicaments dans le traitement du choléra, de la dysenterie et de la diarrhée d'origine parasitaire

Traitement antibiotique du choléra et de la dysenterie

Cause	Antibiotique oral[1]	Dose recommandée		Estimation de la dose simple (en comprimés, cachets ou en ml de sirop) selon le poids corporel en kg					
		Enfants	Adultes	Enfants					Adultes
				3-5 kg	6-9 kg	10-14 kg	15-19 kg	20-29 kg	
Choléra (forme grave)[2]	**Doxycycline**[3] Comprimé ou cachet, 300 mg	Ne convient pas aux enfants de moins de 12 ans	300 mg en une prise	—	—	—	—	—	1
	Tétracycline Comprimé ou cachet, 250 mg	12,5 mg/kg 4 fois par jour durant 3 jours	500 mg 4 fois par jour durant 3 jours	—	1/2 comprimé	1	1	2	2

Traitement antibiotique du choléra et de la dysenterie *(suite)*

Cause	Antibiotique oral[1]	Dose recommandée		Estimation de la dose simple (en comprimés, cachets ou en ml de sirop) selon le poids corporel en kg					
		Enfants	Adultes	Enfants					Adultes
				3-5 kg	6-9 kg	10-14 kg	15-19 kg	20-29 kg	
Choléra (forme grave)[2]	**Sulfaméthoxazole-triméthoprime (SMX-TMP)**								
	Comprimés pour adultes, TMP 80 mg et SMX 400 mg	TMP 5 mg/kg et SMX 25 mg/kg 2 fois par jour durant 3 jours	TMP 160 mg et SMX 800 mg 2 fois par jour durant 3 jours	1/4 de comprimé	1/2 comprimé	1	1	2	2
	Comprimés pour enfants, TMP 20 mg et SMX 100 mg	TMP 5 mg/kg et SMX 25 mg/kg 2 fois par jour durant 3 jours	—	1	2	3	4	6	—
	Sirop, TMP 40 mg et SMX 200 mg en 5 ml	TMP 5 mg/kg et SMX 25 mg/kg 2 fois par jour durant 3 jours	—	2,5	5	7,5	10	15	—

Cause	Antibiotique oral[1]	Dose recommandée		Estimation de la dose simple (en comprimés, cachets ou en ml de sirop) selon le poids corporel en kg					
		Enfants	Adultes	Enfants					Adultes
				3-5 kg	6-9 kg	10-14 kg	15-19 kg	20-29 kg	
Choléra (forme grave)[2]	**Furazolidone**[5,6] Comprimés, 100 mg	1,25 mg/kg 4 fois par jour durant 3 jours	100 mg 4 fois par jour durant 3 jours	—	—	1/4 de comprimé	1/4 de comprimé	1/2	1
Dysenterie[7]	**Sulfaméthoxazole-triméthoprime (SMX-TMP)** Comprimés pour adultes, TMP 80 mg et SMX 400 mg	TMP 5 mg/kg et SMX 25 mg/kg 2 fois par jour durant 5 jours	TMP 160 mg et SMX 800 mg 2 fois par jour durant 5 jours	1/4 de comprimé	1/2 comprimé	1	1	2	2
	Comprimés pour enfants, TMP 20 mg et SMX 100 mg	TMP 5 mg/kg et SMX 25 mg/kg 2 fois par jour durant 5 jours	—	1	2	3	4	6	—
	Sirop, TMP 40 mg et SMX 200 mg en 5 ml	TMP 5 mg/kg et SMX 25 mg/kg 2 fois par jour durant 5 jours	—	2,5	5	7,5	10	15	—

Traitement antibiotique du choléra et de la dysenterie (suite)

Cause	Antibiotique oral[1]	Dose recommandée		Estimation de la dose simple (en comprimés, cachets ou en ml de sirop) selon le poids corporel en kg					
		Enfants	Adultes	Enfants					Adultes
				3-5 kg	6-9 kg	10-14 kg	15-19 kg	20-29 kg	
Dysenterie[7]	**Acide nalidixique** Comprimés, 250 mg	15 mg/kg 4 fois par jour durant 5 jours	1 g 4 fois par jour durant 5 jours	1/4 de comprimé	1/2 comprimé	1	1	2	4
	Ampicilline Comprimés ou cachets, 250 mg	25 mg/kg 4 fois par jour durant 5 jours	1 g 4 fois par jour durant 5 jours	1/2 comprimé	1	1	2	3	4

[1] Le choix d'un antimicrobien dépend de la sensibilité des souches de *Vibrio cholerae* 01 et de *Shigella* isolées dans la région.

[2] L'administration d'antibiotiques est recommandée pour les sujets âgés de plus de deux ans en cas de suspicion de choléra et de déshydratation sévère

[3] La doxycycline est l'antimicrobien de première intention pour les adultes car une seule dose suffit Voir [5] pour le traitement des femmes enceintes

[4] Le sulfaméthoxazole-triméthoprime (également dénommé cotrimoxazole) est l'antimicrobien de choix pour les enfants La tétracycline est tout aussi efficace mais, dans certains pays, son usage est déconseillé pour les enfants

[5] La furazolidone est l'antimicrobien de première intention pour les femmes enceintes

[6] L'érythromycine et le chloramphénicol sont d'autres possibilités.

[7] *Shigella* est la cause la plus importante de dysenterie chez le jeune enfant On choisira un antimicrobien auquel la plupart des espèces de *Shigella* de la région sont sensibles. Si les selles demeurent sanglantes au bout de 2 jours de traitement, on administrera un autre antimicrobien. Dans de nombreuses régions, le sulfaméthoxazole-triméthoprime est le médicament de première intention, mais l'acide nalidixique peut aussi être utilisé. Les cas de résistance à l'ampicilline sont fréquents

Traitement antibiotique du choléra et de la dysenterie *(fin)*

Cause	Antibiotique oral[1]	Dose recommandée		Estimation de la dose simple (en comprimés, cachets ou en ml de sirop) selon le poids corporel en kg					
		Enfants	Adultes	Enfants					Adultes
				3-5 kg	6-9 kg	10-14 kg	15-19 kg	20-29 kg	
Amibiase[1]	**Métronidazole** Comprimés 250 mg	10 mg/kg 3 fois par jour durant 5 jours (10 jours en cas de forme grave)	750 mg 3 fois par jour durant 5 jours (10 jours en cas de forme grave)	1/4 de comprimé	1/2 comprimé	1/2 comprimé	1	1	3
Giadiase[2]	**Métronidazole** Comprimés, 250 mg	5 mg/kg 3 fois par jour durant 5 jours	250 mg 3 fois par jour durant 5 jours	—	1/4 de comprimé	1/4 de comprimé	1/2 comprimé	1/2 comprimé	1

[1] L'amibiase est rarement une cause de dysenterie chez le jeune enfant. Le métronidazole ne sera administré que si l'on trouve dans les selles des trophozoïtes d'*Entamoeba histolytica* contenant des hématies ou que les selles sanglantes persistent après un traitement consécutif avec deux antimicrobiens (administrés chacun pendant deux jours) généralement efficaces contre *Shigella* dans la région.

[2] Un traitement contre la giardiase ne sera administré qu'en cas de diarrhée persistante (d'une durée de 14 jours au moins) lorsque des kystes ou des trophozoïtes de *Giardia* sont observés dans les selles ou le liquide de l'intestin grêle. Le tinidazole et l'ornidazole sont également efficaces. On administrera une dose de tinidazole de 50 mg/kg par voie orale (dose maximale 2 g). Pour l'ornizadole, on se conformera aux instructions du fabricant.

ANNEXE 7
Récapitulation des notions essentielles

Pour prévenir et prendre en charge les diarrhée aiguës, un agent de santé doit savoir:

- Donner une définition de la diarrhée en termes appropriés à son milieu de travail.
- Faire la distinction entre une diarrhée aiguë et une diarrhée persistante
- Expliquer pourquoi la diarrhée peut être dangereuse.
- Expliquer comment la diarrhée entraîne une déshydratation.
- Décrire les étapes les plus importantes du traitement de la diarrhée et de la dysenterie.
- Expliquer aux membres de la famille les 3 règles du traitement de la diarrhée à domicile. Elles consistent à augmenter l'apport de liquides, à continuer à alimenter l'enfant et à le montrer à l'agent de santé si son état ne s'améliore pas.
- Examiner et palper à la recherche des signes de déshydratation.
- Choisir le plan de traitement approprié à l'aide de l'encadré intitulé *D'abord, rechercher les signes de déshydratation*
- Rechercher d'autres problèmes que la déshydratation (par exemple, dysenterie, diarrhée persistante, malnutrition grave).
- Montrer comment on prépare correctement la solution de SRO.
- Administrer un traitement de réhydratation orale aux enfants qui présentent des signes évidents de déshydratation.
- Administrer un traitement de réhydratation par voie intraveineuse aux enfants souffrant de déshydratation grave ou les faire hospitaliser en vue de ce traitement.
- Enseigner aux mères de familles comment poursuivre le traitement à leur domicile.
- Enregistrer les renseignements concernant le traitement administré.
- Administrer un traitement approprié ou faire hospitaliser en vue de ce traitement en cas de dysenterie, de diarrhée persistante, de malnutrition sévère et de fièvre.
- Indiquer à la famille ce qu'elle doit faire pour éviter les diarrhées, à savoir: allaiter au sein, améliorer les pratiques de sevrage, avoir une ample provision d'eau claire pour l'hygiène et pour la boisson, se laver les mains, utiliser des latrines, évacuer correctement les selles des jeunes enfants et faire vacciner contre la rougeole.
- Recenser les activités que peuvent entreprendre les agents de santé pour favoriser les conduites préventives.